Nail Therapy

爪の基礎知識　病気とトラブル　実践技術を学ぶ

ネイルセラピー

介護・福祉にも役立つ爪の手入れ

山崎 比紗子　萩原 直見

医学監修　東 禹彦

Hand Care　Foot Care

ユイビ書房

　「ネイルセラピー」とは、爪の手入れ法を正しく生活の中に取り入れ、健康で美しい手と足を維持することによって得られる"心と体"の癒しです。

　ネイルビューティは、おしゃれを楽しむ幅広い年代の女性や、身だしなみを気遣うビジネスマンなどに支持されていますが、「ネイルセラピー」はストレスの多い現代人の心を癒す一つの方法として、また高齢化社会における介護・福祉の現場でもその果たす役割は大きくなっています。

　爪に関する正しい知識と手入れ法を学び、ハンドケア、フットケアを実践することは、手と足の機能を高め、健康を増進させることに役立ちます。さらに、スキンタッチによるリラクゼーションが心身の安定となり、相乗効果をもたらすことでしょう。

　では、ネイルセラピーの果たす役割とは何でしょうか。

　高齢者は「爪を切る」という日常の行為が、視力や握力の低下、姿勢の確保の難しさなどにより困難な状況にあります。このため手足の爪の手入れ不足によって、指先が不衛生な状態になるだけでなく、物がうまくつかめない、靴を履いた時に歩行に支障をきたすなどのトラブルも起きています。さらに、手足に麻痺のある方は爪の裏側の皮膚が血管と神経を巻きこんで伸びるため、爪を切りたくても切れないという問題も抱えています。

　このような爪のトラブルに対応するためには、専門知識を身につけたネイルセラピストが、介護・福祉の現場に役立つ技術を実践していく必要があるでしょう。

　また、現代は高ストレス社会とも言われ、様々なストレスを抱える人が増えてきています。その背景には、人と人との触れ合いやコミュニケーションの機会が失われるという現実があると言えます。

今や「ストレス・ケア」という言葉が当たり前になり、誰もがストレス解消をしなければ健康な生活を送ることが難しくなっています。

　その点で、"ネイルセラピー"は癒しの場を提供することができます。ネイル技術を施すことによって、指先に豊かな表情が生まれ、きれいになった満足感や心の高揚などの美容的効果を得ることができます。また、ハンドマッサージやフットマッサージのスキンタッチによるリラクゼーションは、施術を受ける方に心地よいという満足感を与え、気持ちを安定させて心の解放へと導きます。

　その結果、施術者との間に親近感が生まれ、安心できる環境を提供できるのです。施術者との会話においても、自分の気持ちや抱えている悩みを話すことで、日頃のストレスを発散することができるでしょう。"ネイルセラピー"の果たす目的と、その効果は、心の温かさが伝わるメンタルケアにもつながっているのです。

　たかが爪、されど爪……爪は健康のバロメーターであり、指先を保護し、手と足の機能に欠かすことのできない大切な役割を担っています。爪は、命のある限り伸び続けます。生活環境の変化や体のコンディション、病気によっても爪はその影響を受けます。

　本書が、爪の大切さを見直すきっかけとなり、ネイルセラピーを学ぶ様々な分野の方々のお役に立って欲しいと思っています。そして、ネイルセラピーが広く社会に普及し、社会貢献の一役を担って欲しいと願ってやみません。

　　　平成18年 3 月　　　　　　　　　　　　　山崎　比紗子 ・ 萩原　直見

CONTENTS

第4章 ● 爪の病気とトラブル ― トラブルの対処法 ―

第5章 ● ネイルセラピー実践のための基礎理論

CONTENTS

第6章 ● ハンドケア〈技術編〉

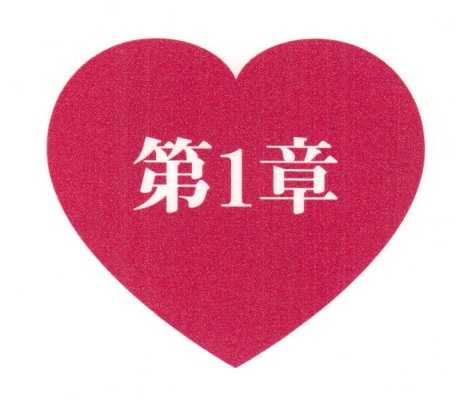

第1章

ネイルセラピー

Nail Therapy

第1章　ネイルセラピー

1. ネイルセラピーとは

　爪の手入れ法を正しく生活の中に取り入れ、健康で美しい手と足を維持することによって得られる"心と体"の癒しです。

ネイルセラピーによって得られる5つの効果

① 　ヘルスケア効果 ―――――― 健康で美しい爪を育てる。

　　ネイルセラピーの際、まず手指の皮膚の状態をチェックしてから施術を行います。健康で美しい爪を育てるためには、バランスのとれた食事、栄養補給、ライフスタイルなどをカウンセリングしたり、適切なアドバイスをしますので、ヘルスケアにもなるのです。

② 　介護予防効果 ―――――― 手と足の機能増進により介護予防にもなる。

　　日本は超高齢化社会になりました。しかしながら、健康で長生きの高齢者ばかりではありません。足の爪が変形したり、爪の肥厚や変形によって歩行困難になるケースが多いのです。ハンドケアやフットケアを定期的に行うことで、指の筋肉を和らげ、握力をつけ、爪の形を整えることで痛みを和らげ、歩きやすくなります。

　　手足の機能増進に役立つネイルセラピーは、介護する人にも介護を必要とされる人にも喜ばれ、介護予防にも役立つ技術です。

③ 　メンタルケア効果 ――――― 楽しい会話がもたらすリラクゼーション。

　　ネイルセラピーは同じ目線で向かい合うため、自然に会話が生まれます。会話を楽しむことで、気分転換になり、ストレス解消にもなります。また、高齢者やお身体の不自由な方は、だんだんおしゃべりをしなくなりがちですが、ハンドマッサージやスキンシップによって、心が開きやすくなるのでしょう、語りかけに答えるようになり、昔話を語り始めたりします。

　　会話が弾み、心が和み、明るく元気が出てくるのです。ネイルセラピーは、まさに会話がもたらすメンタルケアであると言えます。

④ 　ヒーリング効果 ―――――― スキンシップとマッサージなどの施術による癒し。

　　近年、人は触れ合いが少なくなってしまったと言われます。母と乳児、親と子供達にとって特に肌の触れ合いは、大切な愛情表現の一つでもあります。また、介護する人は介護を受ける人に声掛けだけでなく、やさしく肩に触れたり手を握ったりしてス

キンシップを取ることで安らぎをもたらし、心が癒されるのです。

　ネイルセラピーは施術中、両手を使ってスキンシップを行いますので、心身のヒーリング効果が高く、誰でもが笑顔になります。

⑤　ネイルビューティ効果 ── おしゃれを楽しみ、美しくなって心が高揚する。

　人は何歳になってもおしゃれ心を持つことが大切です。また、普段おしゃれを気にしない方でもメイクアップで美しくなった自分の顔や、ネイルセラピーによって清潔な手指と爪を見て、顔がほころんできます。指先は手をかざして自分の目で確認できるため、美しくケアされた爪を見ることで心が高揚し、生きる勇気や元気が出て明るくなるのです。

　特にこれからの高齢者は、若々しく美しくありたいという欲求が強くなると思います。また、自分で爪を切れなくなってしまった高齢者やお身体の不自由な方、赤ちゃんや幼児にもネイルセラピーによる清潔な指先は心地よさと喜びを感じさせるものです。

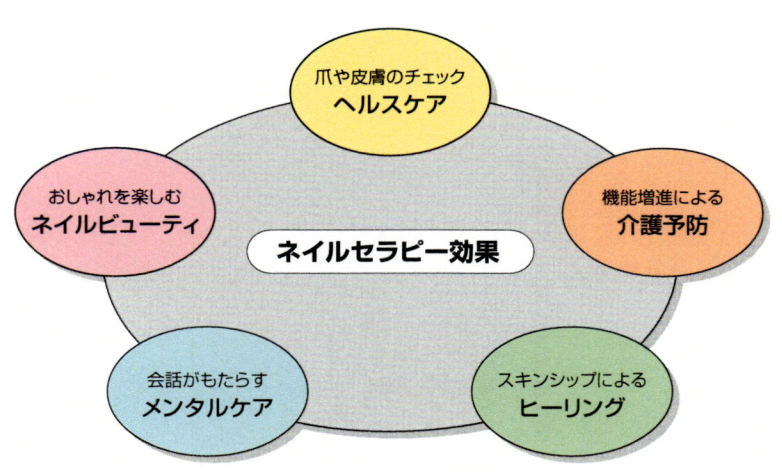

2. ネイルセラピーと癒し

　ネイルセラピーでは「視覚」「聴覚」「触覚」が直接的に係わる部分ですが、施術中のアロマの香りや施術後のハーブティなど「味覚」や「嗅覚」を刺激する快適な施術環境を作るサービスも、施術を受ける方の気持ちを落ち着かせ和ませ、喜ばれます。

施術者のおもてなし（ホスピタリティ）の気持ちや工夫が、施術を受ける方の信頼を高めます。

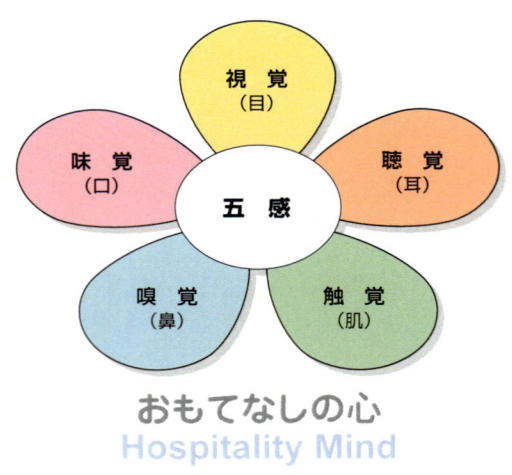

視　覚
（目）

聴　覚
（耳）

五　感

味　覚
（口）

嗅　覚
（鼻）

触　覚
（肌）

おもてなしの心
Hospitality Mind

「五感」が支える快適な日常生活

3. ネイルセラピーの実践

（1）感情を豊かにする美容効果

　アメリカでは「化粧の医学的有効性の研究結果」というものが発表されています。「患者が化粧をしたくなれば、病状が快方に向かった証拠」とする診断の一つの基準があるため、精神・神経系の病院には美容室が設置されているところもあります。

　指先の手入れはメンタルな要素（精神的健康法）だけでなく、皮膚や肌の状態をチェックするヘルスケア（健康管理）の要素も含んでおり、大切な役割も担っています。

　また、日本では同志社大学と京都府立医科大学、資生堂の共同研究グループが、化粧をすることで、うつ病、精神分裂症の女性の感情を豊かにする「感情活性化療法」を開発し、第22回国際応用心理学会で発表されました（1990年）。協力されたA子さんは精神分裂症で、入院以来20年間一度も笑ったことがなかったのですが、化粧によって笑顔が戻ったそうです。他の患者さんにも、その方に似合うメイクアップを施し、鏡を見せると、生き生きと驚くほど表情が豊かになることが実証されました。

　つまり、美しくなったことを視覚で確認すると、満足度が高まり、不安が減少することが分かったのです。これは、女性にとって化粧で美しくなることが、心を明るくし感情も

豊かにするという、大切な意味があり、老年期のうつ病や長年入院している人にも効果があると報告されました。ネイルセラピーにも同様の美容効果があるのです。

(2) アンチエイジングの時代へ　美しく年を重ねるために

老人ホームでネイルケアのお手入れ後、好みのネイルカラーをつけて差し上げると、パッと表情が和らいで明るくなり、両手を目の前に広げて喜ばれる高齢者のお顔を思い出します。ネイルにも化粧と同じ心理的効果があることを実感しています。

フランスは"美"に対しての先進国ですが、日本がまだ第1次オイルショック（1973年）を迎える30年も前に、既にアンチエイジングが唱えられていました。高齢者が自らの容姿の衰えを自覚した時、どれだけ自信を失い落ち込んでしまうか、また、それをどのようにカバーして社会復帰させることができるかなどが問われていました。

心安らかに生きるためには、心身の健康と共に美しくありたいと願うのは高齢者だけではなく、病気と闘っている人々や社会から遠ざかっている人の心にもより強くあるのではないでしょうか。

福祉先進国のヨーロッパでは、介護・福祉に根ざしたハイレベルな知識と技術を持った美容家がいます。厳しい資格試験を経て豊富な技術体験と、豊かな人間性を持って第一線で働きながら、病院、ガン病棟、老人ホーム、福祉施設などでネイルケアやスキンケアの技術を使って活躍しています。

日本でもアンチエイジングのニーズが急速に高まってきています。男女共に健康で若さを保ちたいと望む中高年の人々は、すでに積極的に日常生活の中に取り入れ、様々なアンチエイジング法を始めています。

その中でも、美容は抗加齢の実現として効果があり、注目されています。指先を美しくするということは、美容効果だけでなくメンタルヘルスでもあるため、加齢による心の変化を止めることができるかもしれません。まさしくアンチエイジングです。

ネイルセラピストも、様々なライフスタイルや社会的背景を持つ方々に対して、医療と福祉と美容としての理解を通して幅広い領域を担うセラピストではないでしょうか。

(3)「心」を癒すスキンタッチ

最近よく"ヒーリング"という言葉を耳にします。日本語では"癒し"と訳されています。

ヒーリングhealingは英語辞典には「heal」「healer」「healing」「health」などと関連用語が出ています。ヒーリングは"病気の症状を改善して健康にさせる方法"と解釈できます。"癒し"を広辞苑で引くと「心の病や疲れを癒すこと」と書かれています。

　今日の日本は、過剰なストレス社会と超高齢化社会へ進む中で、様々な要因のストレスから身体や心の悩みや病を抱え、疲れ切っている人々が急増していることは周知の通りです。心の病や疲れをどうすれば解消できるのか、多くの人々がその方法を試みていることと思います。

　私たちの行っているネイルの技術は、美と健康を提供するだけでなく、ネイルセラピーとして、人と人の直接的な触れ合いによって安心感、信頼感、安らぎを与えることなど「心を癒す」という領域まで含んでいると確信しています。

　気軽に指先のお手入れをするだけで、触れ合いながらコミュニケーションができ、仕上げにその方の好みに合わせてネイルカラーを塗ってあげることで、心が高揚し、美しくなった指先を見て更に喜ばれることでしょう。

　近年、親子の触れ合いも少なくなっていますが、子供の頃の親子のスキンシップは豊かな心を育てるために大切なものです。ベビーマッサージの本が注目されているのも、スキンシップによって得られる安心感や幸福感は、子供が成長して巣立っていく過程に大きな役割を果たすからです。

　大人になると、触れ合いによって心の安らぎを得られる機会は、より一層少なくなっていきます。年齢を重ねるにつれ孤独感が高まっていく日常の中で、優しく話しかけられ、手に触れられ、自分が美しくしてもらえる行為は、子供の頃に味わった親子の触れ合いによる心地よい感覚を引き出してくれます。そして、人の温もりで実感することができた安らぎはしばし心に留まり、その人を癒し幸福な気分にしてくれます。

　触れる行為は、最初のきっかけが大切です。人は自分が見えないものには最初不安や警戒心を持ちますが、手や足は自分の目で見ることができ、心のガードが早く解かれる部分でもあります。

　ネイルセラピーは、警戒心を持たず温もりやいたわりを感じ、癒されることを実感していただくのに最適なセラピーだと思います。

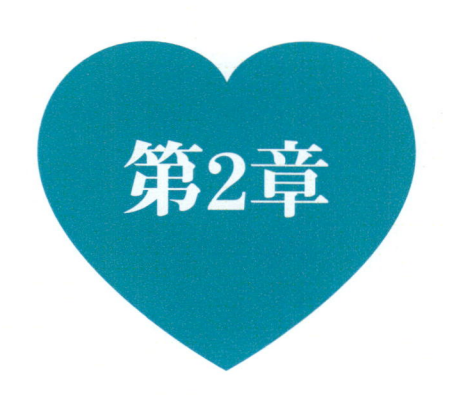

爪の構造と生理機能

Nail Therapy

第2章　爪の構造と生理機能

1.爪の各部の名称と役割

爪の手入れで一番大切なことは、爪を傷つけないことです。そのためには爪に関する知識を十分に持つことです。まず、爪の構造を知り、各部の働きについて理解を深めてください。

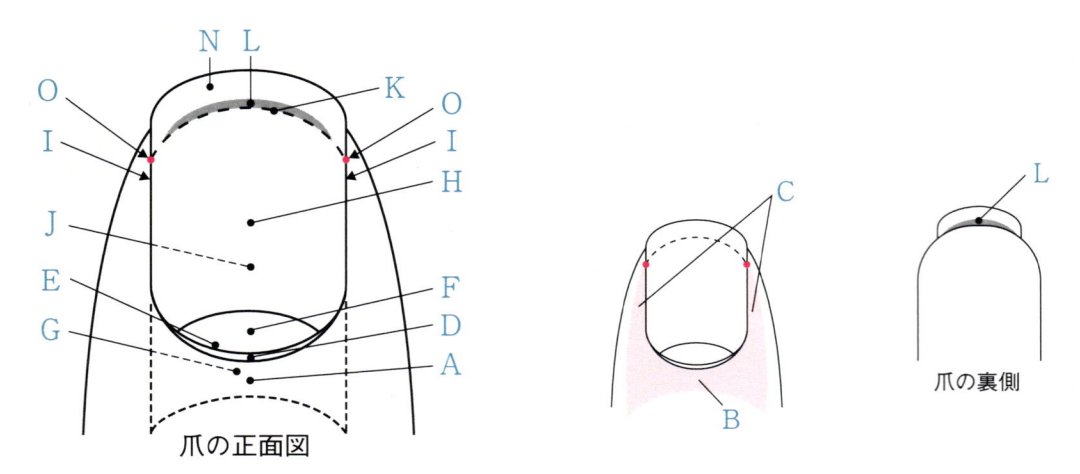

爪の正面図　　爪の裏側

A　爪母（nail matrix）………爪甲を形成する部位。血管と神経が通っている（ただし、爪母上皮には血管はない）。爪甲は一生作り続けられ、一生涯伸び続けることになる。

B　後爪郭（proximal nail fold）……爪甲を根元で固定している部位。後爪郭を傷つけると爪甲にダメージが加わり、爪トラブルの要因となる。（※組織写真参照）

C　側爪郭（lateral nail foldまたはside wall）……爪甲を両サイドから固定している部位。爪甲の両側面を覆っている皮膚で、乾燥するとささくれの原因となる。

D　爪上皮または甘皮（eponychiumまたはcuticle）……後爪郭と爪甲を密着させている部分。後爪郭に細菌、その他の異物の侵入を防ぐ角質の部分。

E　爪上皮角質（loose cuticle）………爪上皮（甘皮）から発生し、爪甲の表面に付着している角質の部分。

F　爪半月（half moonまたはlunula）……爪甲の根元に見える半月形で、乳白色の部位。後爪郭に覆われていない爪母の部位で、新生した爪甲であるため水分含有量が多く、白く見える。

G　爪根（nail root）………爪甲が作られた根元部位。後爪郭に覆われて外部からは見えない爪甲の根元である。

H　爪甲（nail plate）………いわゆる爪といわれる部位。厚みは約0.3〜0.8mm位。爪は硬ケラチンからできており、ほぼ四角形の半透明の角質板である。爪甲は、指先を保護するだけでなく、指先に力を入れたり、細かい作業を行うなど、指先の機能に重要な役割を果たしている。

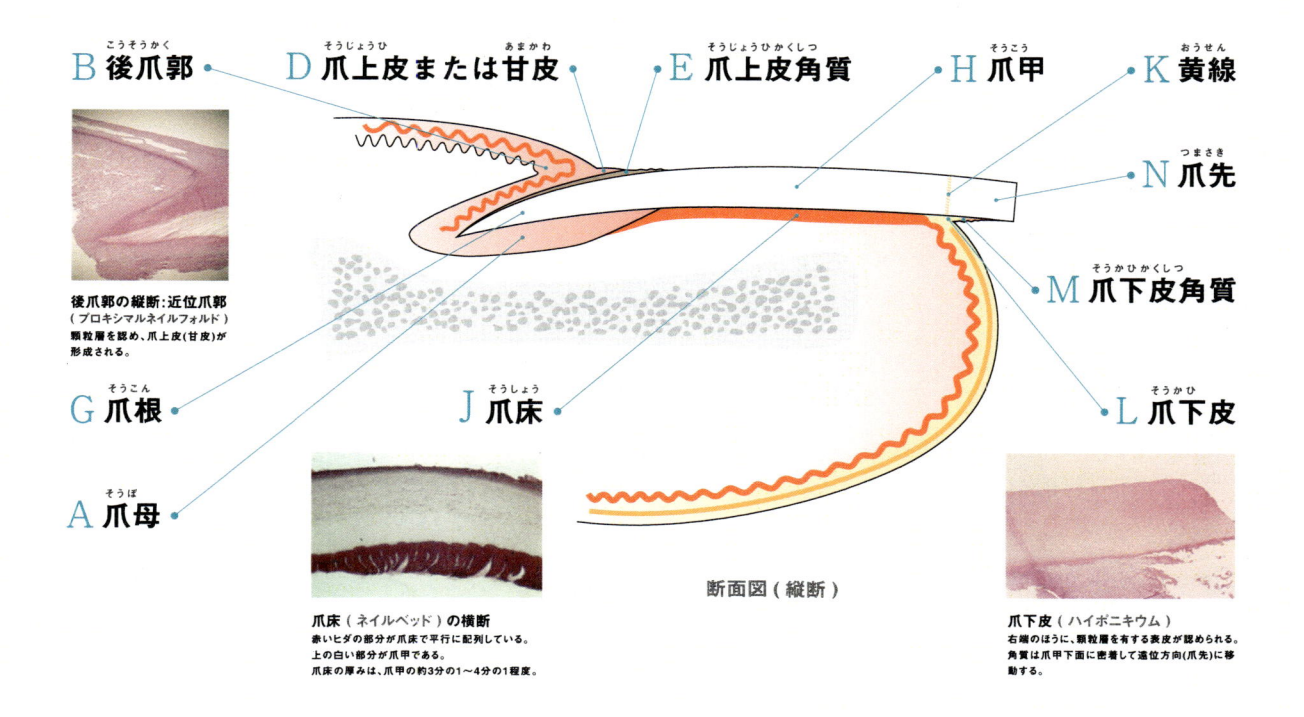

B 後爪郭（こうそうかく）

D 爪上皮または甘皮（そうじょうひ）（あまかわ）

E 爪上皮角質（そうじょうひかくしつ）

H 爪甲（そうこう）

K 黄線（おうせん）

N 爪先（つまさき）

M 爪下皮角質（そうかひかくしつ）

L 爪下皮（そうかひ）

G 爪根（そうこん）

J 爪床（そうしょう）

A 爪母（そうぼ）

後爪郭の縦断：近位爪郭
（プロキシマルネイルフォルド）
顆粒層を認め、爪上皮（甘皮）が
形成される。

爪床（ネイルベッド）の横断
赤いヒダの部分が爪床で平行に配列している。
上の白い部分が爪甲である。
爪床の厚みは、爪甲の約3分の1〜4分の1程度。

断面図（縦断）

爪下皮（ハイポニキウム）
右端のほうに、顆粒層を有する表皮が認められる。
角質は爪甲下面に密着して遠位方向（爪先）に移
動する。

I 側爪甲縁（side line）………爪甲の左右の側面の際。

* 爪の溝（nail grooves）……爪甲を除去した時に現れる溝を言う。爪甲の両側面と根元にある溝を指す。側面の溝は浅く、根元の溝は深いくさび形で、爪根部を袋状に包んでいる。

J 爪床（nail bed）………爪甲の下に密着し、爪半月から爪下皮の間の軟部組織の部位。爪甲は爪床上皮の上に密着して乗っている。（※組織写真参照）

K 黄線（yellow lineまたはonychodermal band）……爪甲が爪床から離れないようにしている帯状の部分。爪甲を固定している。

L 爪下皮（hyponychium）…爪甲を爪床と固定させている皮膚の部分。爪甲下に細菌その他の異物が侵入するのを防ぐ、皮膚の部分。

M 爪下皮角質（loose hyponychium）………爪下皮から発生し、フリーエッジの裏側に付着している角質の部分。

N 爪先または爪甲遊離縁（free edge）………爪甲が伸びて爪床から離れた部分。水分含有量が減少するため不透明に見える。

O 負荷点（stress point）………イエローライン（黄線）が、両サイドラインに接する点で、負荷がかかりやすく亀裂などのトラブルを生じやすい部分。

2. 爪の発生

　硬いケラチンで形成されている爪は、胎生7週頃から表皮細胞が密に集合し始め、爪の形成が開始され、第1次爪野(primary nail field)が形成されます。

　第1次爪野の根元から爪芽が発生し、その長さが1.0〜1.5cmになると延長は止まり、角化が始まります。胎生9週で指の背面が隆起し、爪原基と呼ばれ、胎生11週で四方を浅い溝で囲まれた爪野(nail field)となります。

　爪野の根元の溝が、爪母原基(matrix primordium)となり、胎生13週には爪野は薄い角質で覆われるが、偽の爪(false nail)で、胎児16週で本当の爪甲の形成が始まり、胎生6ヶ月で指先まで爪甲が伸びます。

3. 胚子期と形成される器官

　受精後8週間を胚子期と言い、体の器官の基本的な輪郭が整う期間です。

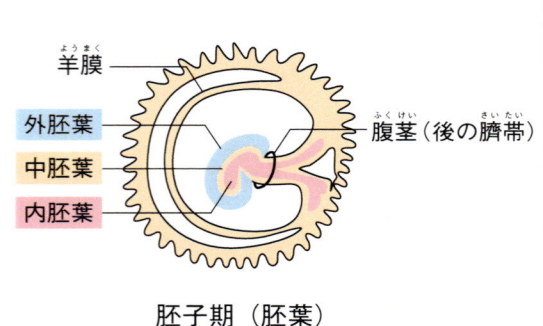

胚子期（胚葉）

胚葉	形成される器官
外胚葉	表　皮→表皮（汗腺、毛、爪などを含む）、目の水晶体 神経管→神経系（脳、脊髄、神経、感覚器）、脳下垂体
中胚葉	脊索→脊椎骨 体節→骨格、骨格筋、真皮 腎節→排出系（腎臓、輸尿管） 側板→循環系、内臓筋、体腔壁
内胚葉	消化管→消化系、呼吸系、甲状腺、副甲状腺

●皮脳同根●

　「皮脳同根」という言葉があります。これは人間の生命が誕生して間もない受精後8週間"胚子期"と呼ばれる時期に、外胚葉から脳と表皮が同じ根から発生しているという意味です。

　また、皮膚の付属器官である爪も同じ外胚葉から生まれています。スキンタッチが脳に深く関わっているようにスキンケアやネイルケアは、単なる美容法だけではなく、リラクゼーションには欠かせない心と身体のバランスを整えるメンタルビューティにもつながっているのです。

4.手と足の骨格

　ハンドケアとフットケアを行う上で、手と足の構造を知ることは重要なポイントです。手と足の構造を支える骨についての知識を学びましょう。

●手の骨●

　手を構成する骨には、手指にあるⒶ指骨と、てのひら（手掌）のⒷ中手骨と、手首にあるⒸ手根骨からなっています。前腕には、親指側にあるⒹ橈骨と、小指側にあるⒺ尺骨があります。

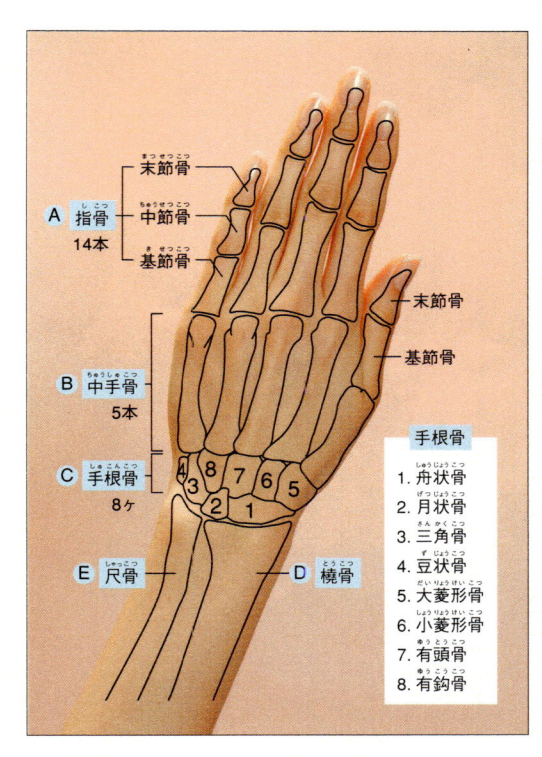
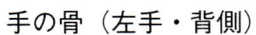

手根骨
1. 舟状骨
2. 月状骨
3. 三角骨
4. 豆状骨
5. 大菱形骨
6. 小菱形骨
7. 有頭骨
8. 有鈎骨

手の骨（左手・背側）

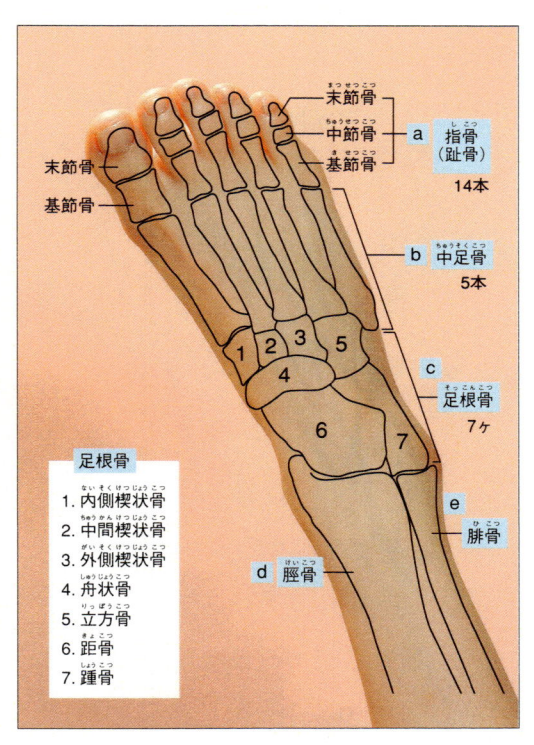

足根骨
1. 内側楔状骨
2. 中間楔状骨
3. 外側楔状骨
4. 舟状骨
5. 立方骨
6. 距骨
7. 踵骨

足の骨（右足・足背）

●足の骨●

　足を構成する骨は、足指（趾）にあるⓐ指骨と、足背のⓑ中足骨と、かかと（踵）にあるⓒ足根骨からなっています。

　下腿には、内側のⓓ脛骨とその外側にあるⓔ腓骨があります。足底では人間特有の土踏まず（足底弓）を形成しています。

5. 手と指の筋

手と指を動かす筋と腱

　手の構造を支える中心は骨ですが、手と指が屈折したり、回転の動力となるのは筋と腱です。

　指を曲げたり伸ばしたりするのも、屈筋と伸筋の拮抗（きっこう）（互いに同時に反対の作用を行う）する筋で行っています。施術の大切なポイントですので、十分に理解することが大切です。

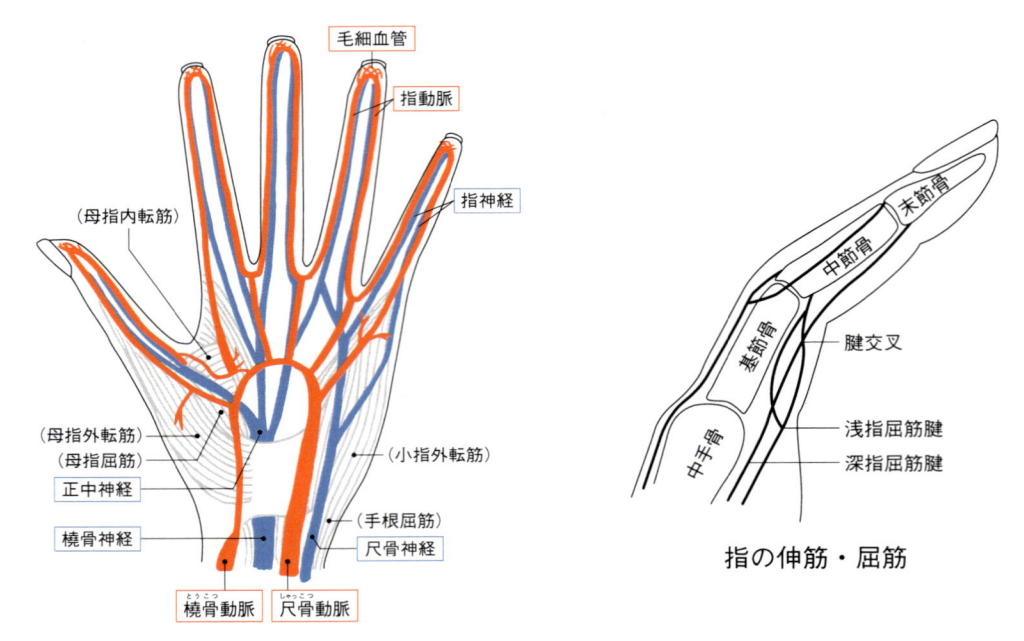

手掌の筋、循環（動脈）、神経（左手、手掌側）

指の伸筋・屈筋

6. 足の関節

　関節は、骨と骨との可動性の連結部であり、関節をつくる両方の骨に相当する面には、軟骨の薄層があり、弾力性に富んだ靭帯（じんたい）によって補強されています。足には関節が約60もあります。それにより、歩行の際に柔軟で機敏な動きを可能にしています。

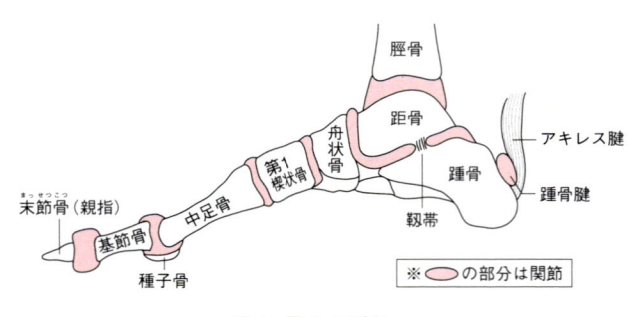

足の骨と関節

7. 循環組織

　心臓から押し出される血液を全身に循環させるのが血管で、血液を心臓から末梢に送り出す動脈、末梢から心臓に送り返す静脈、動脈と静脈をつなぐ毛細血管があります。

　手首に指先を当てて脈を測りますが、手首には2本の動脈（①橈骨動脈、②尺骨動脈）が、手関節の浅い部分にあります。心臓から送られてきた栄養や酸素を補給し、細胞を養っています。指先の部分にも爪を育てる爪母細胞に毛細血管から栄養が供給されます。

　血液を第一の循環組織とするなら、リンパは第二の循環組織であり、人間の恒常性の保持（外部環境が変化しても内部環境を一定に保とうとする働き：ホメオスタシス）、抗原抗体反応（細菌その他の物質をろ過する働き）を行っています。施術を行う上で、静脈とリンパの流れを知り、テクニックに生かすことは、美容的な効果を高めることにつながります。

8. 神経

　手や足で受け取った感覚を脳に伝えたり、筋や腱を動かす脳からの指令を手や足に伝えるための、両方向の信号の伝達経路が神経です。神経にはA知覚神経とB運動神経があります。

刺激 → 受容器 ー（知覚神経）→ 中枢 ー（運動神経）→ 効果器 → 反応

刺激と受容の反応

　私たちが脳と呼んでいるのは、中枢神経のことで、末梢神経の先が感覚受容器につながっているのが知覚神経です。スキンタッチによるリラクゼーションやツボ刺激の効果を高めるために、感覚器についての知識を学び生かしましょう。

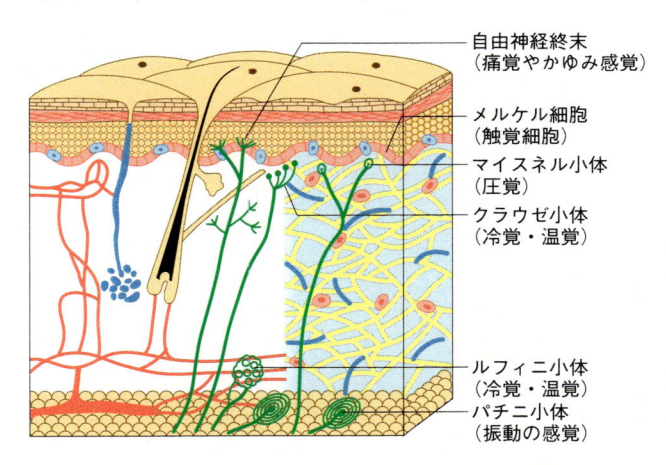

知覚神経終末装置

自由神経終末
（痛覚やかゆみ感覚）

メルケル細胞
（触覚細胞）

マイスネル小体
（圧覚）

クラウゼ小体
（冷覚・温覚）

ルフィニ小体
（冷覚・温覚）

パチニ小体
（振動の感覚）

9. 皮膚の働き

爪は皮膚の付属器官であり、皮膚の働きや生理機能を知ることはとても大切です。

皮膚は体の表面を覆い、外界からの異物やウイルス、微生物の侵入や付着を無害化する働きをすると共に、紫外線に対する保護などの役割をしています。

皮膚の構造

皮膚は表面から、表皮、真皮、皮下組織の3つの層に分かれています。

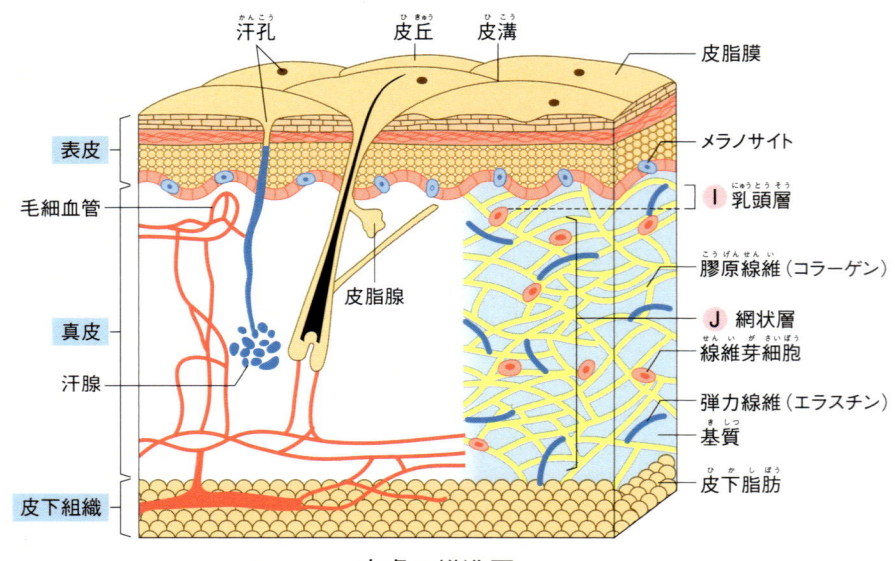

皮膚の構造図

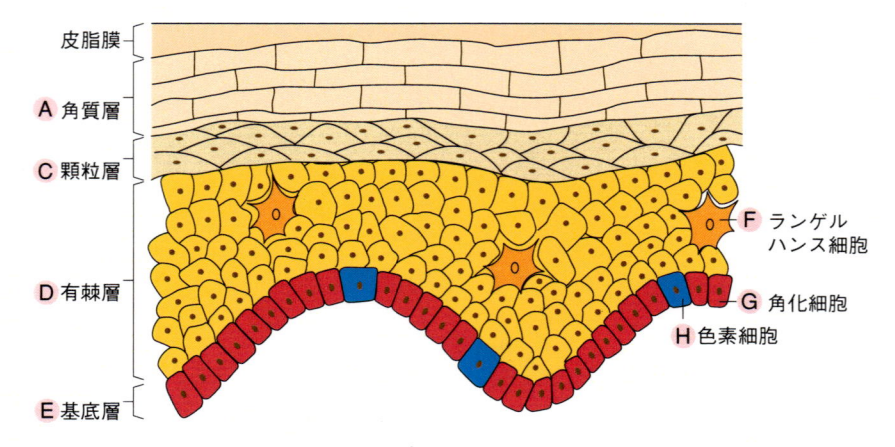

表皮の構造図

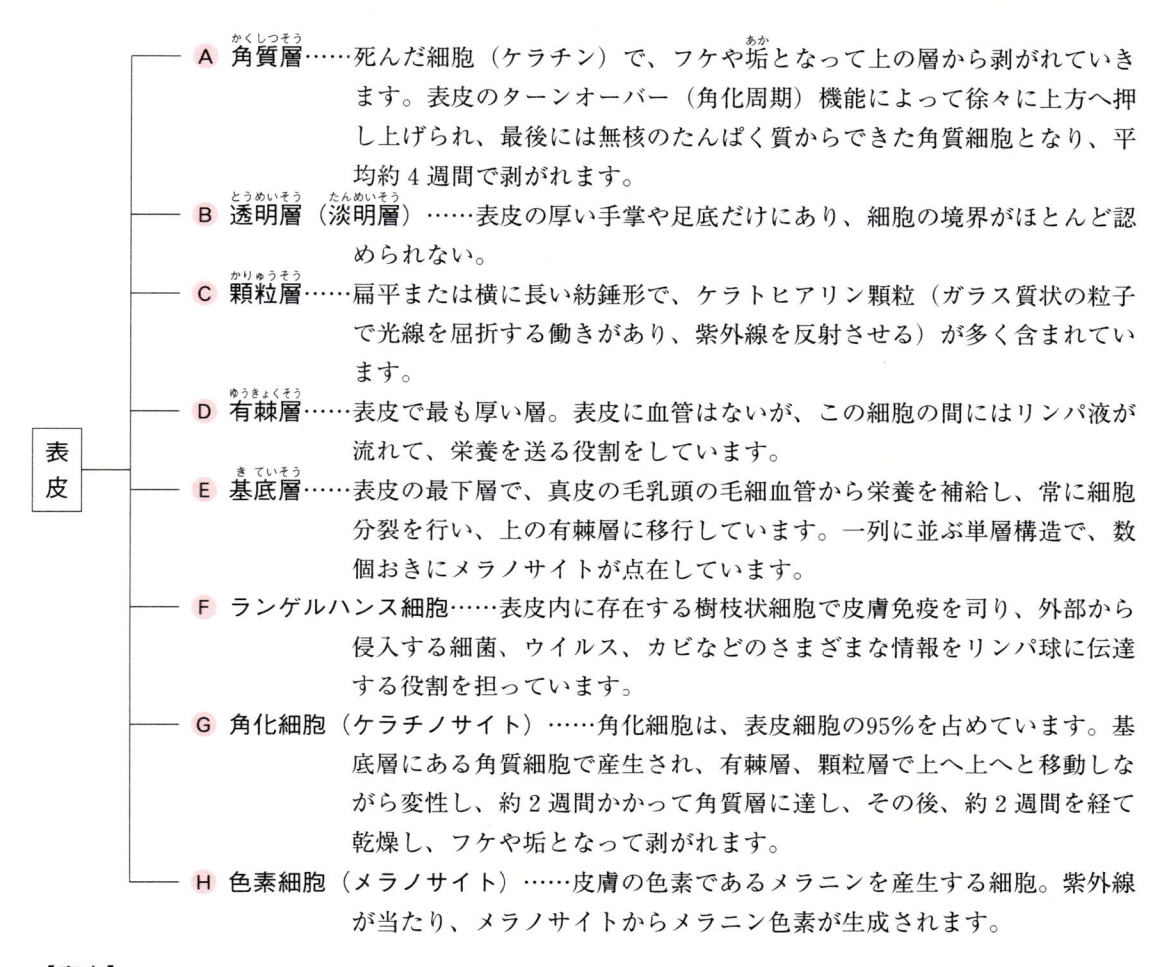

A 角質層（かくしつそう）……死んだ細胞（ケラチン）で、フケや垢（あか）となって上の層から剥がれていきます。表皮のターンオーバー（角化周期）機能によって徐々に上方へ押し上げられ、最後には無核のたんぱく質からできた角質細胞となり、平均約4週間で剥がれます。

B 透明層（とうめいそう）（淡明層（たんめいそう））……表皮の厚い手掌や足底だけにあり、細胞の境界がほとんど認められない。

C 顆粒層（かりゅうそう）……扁平または横に長い紡錘形で、ケラトヒアリン顆粒（ガラス質状の粒子で光線を屈折する働きがあり、紫外線を反射させる）が多く含まれています。

D 有棘層（ゆうきょくそう）……表皮で最も厚い層。表皮に血管はないが、この細胞の間にはリンパ液が流れて、栄養を送る役割をしています。

E 基底層（きていそう）……表皮の最下層で、真皮の毛乳頭の毛細血管から栄養を補給し、常に細胞分裂を行い、上の有棘層に移行しています。一列に並ぶ単層構造で、数個おきにメラノサイトが点在しています。

F ランゲルハンス細胞……表皮内に存在する樹枝状細胞で皮膚免疫を司り、外部から侵入する細菌、ウイルス、カビなどのさまざまな情報をリンパ球に伝達する役割を担っています。

G 角化細胞（ケラチノサイト）……角化細胞は、表皮細胞の95%を占めています。基底層にある角質細胞で産生され、有棘層、顆粒層で上へ上へと移動しながら変性し、約2週間かかって角質層に達し、その後、約2週間を経て乾燥し、フケや垢となって剥がれます。

H 色素細胞（メラノサイト）……皮膚の色素であるメラニンを産生する細胞。紫外線が当たり、メラノサイトからメラニン色素が生成されます。

表皮

【真皮】

　真皮は、表皮の数倍の厚さで、乳頭層と網状層からなっています。真皮は表皮を支え機械的な刺激（ぶつけるなどの衝撃など）に対して支える役目を果たしています。血管が豊富で、熱い時は拡張して熱を放散し、寒い時は収縮して熱の消失を防ぐなど、体温調節の役割も果たしています。

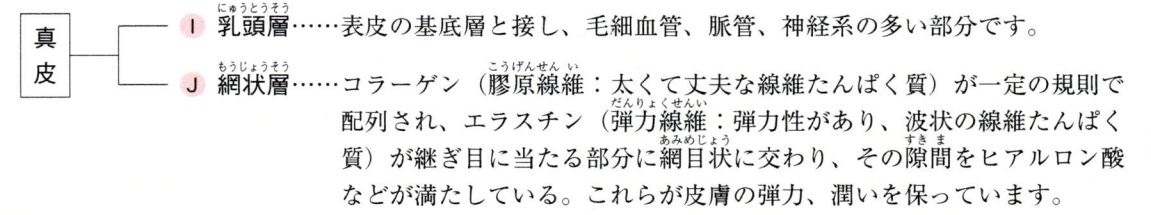

真皮

I 乳頭層（にゅうとうそう）……表皮の基底層と接し、毛細血管、脈管、神経系の多い部分です。

J 網状層（もうじょうそう）……コラーゲン（膠原線維（こうげんせんい）：太くて丈夫な線維たんぱく質）が一定の規則で配列され、エラスチン（弾力線維（だんりょくせんい）：弾力性があり、波状の線維たんぱく質）が継ぎ目（すきま）に当たる部分に網目状（あみめじょう）に交わり、その隙間をヒアルロン酸などが満たしている。これらが皮膚の弾力、潤いを保っています。

【皮下組織】

　皮膚の最下層で、皮下脂肪組織とも呼ばれ、皮膚とその下にある筋肉や骨との間に当たる部位です。保温と栄養貯蔵（エネルギー保存）に役立っています。また、外的刺激に対してクッションの役割もしています。

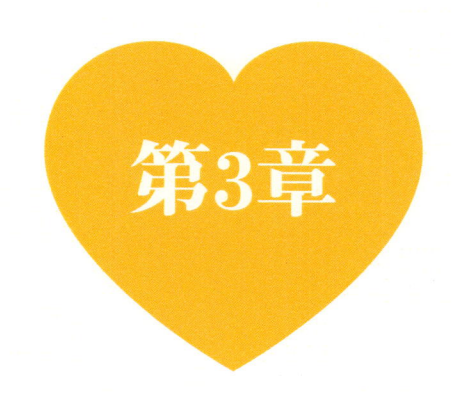

第3章

知っておきたい爪の基礎知識

Nail Therapy

第3章　知っておきたい爪の基礎知識

1. 爪は健康のバロメーター

爪甲が半透明なために、爪床部の血流の色を見ることができます。

健康な爪の色は"きれいな桜貝"に例えられるように淡紅色に見えますが、病気になった場合は、爪の色や厚み、形状などもその病状に応じて変化します。また、感染症になった場合も同様に爪の色も変化し、爪甲の厚みや形状にも変化が現れます。

爪の色調や厚み、形状の変化をチェックすることは、自分自身の健康管理にも大いに役立つ「爪は健康のバロメーター」情報といえるでしょう。

内的疾患が原因している場合は、手の爪10本ばかりでなく、足の爪を含めた20本すべてに変化が現れます。

感染症や外傷などが原因の場合は、限られた爪にのみその変化が現れる特徴があります。爪の変化は先天的変化と後天的変化の2種類に分けられます。後天的な爪の変化の原因は、次の3つに分類されます。

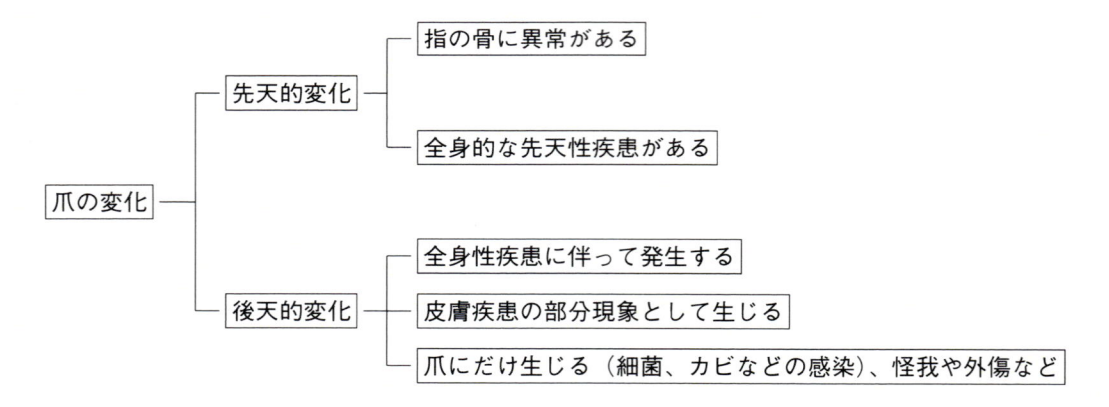

2. 爪甲の成分と栄養

「爪はカルシウムでできているの？」「カルシウムが不足すると爪はもろくなるの？」このような質問をよく受けるのですが、爪のカルシウム含有量は、実は0.1％でしかありません。

爪はケラチンというたんぱく質からできています。私たちの皮膚角質や毛髪もケラチンが主成分でできているのです。

爪のケラチンはアミノ酸が集まってできていますが、皮膚の角質は軟ケラチン、毛髪や

爪は硬ケラチンでできているという違いがあります。その違いは硫黄を含んだアミノ酸が多いか少ないかで決まります。

硬ケラチンは硫黄を含むシスチン（アミノ酸の一種）をたくさん含んでいますが、爪のシスチン量は12％です。シスチンの含有量は角化の程度に比例しています。

皮膚の場合は3％、毛髪は16％ですから、爪や毛髪が硬いのはカルシウムではなく、アミノ酸の中のシスチンの量なのです。ですから、カルシウムだけを摂取しても爪は硬く丈夫にならないのです。

良質のタンパク質をしっかり摂取し、ビタミン、ミネラルなどを含む野菜、海草類、キノコ類など、各種の栄養素を含む食品をバランスよく毎日の食生活に加えることが、美しく丈夫な爪を育てることになります。

3. 健康で美しい爪とは

古代インドの愛の経典「カーマスートラ」の中に、丈夫で健康な爪について次のように記述されています。これは今日にも通じる爪の健康度を見る尺度となっています。

- 爪甲の色はうすいピンク系の肌色
- 爪甲は冴えていて艶やか
- 爪甲表面に傷がない
- 弾力性がある

健康で美しい爪を保つには食事のバランスや心身の安定、ストレス解消などによって、健康的な生活を心がけることは言うまでもありませんが、定期的なネイルケア（正しい爪のお手入れ）をすることも大切な要素です。

4. 爪は何のためにあるのか

(1) 爪の役割は何？

爪は皮膚の付属器官であり、手と足の指先を保護しています。爪があることによって指先の感覚が敏感になり、細かい作業をすることが可能になるのです。

『爪』という漢字の象形は「手を上からかぶせて、下にある物をつまみ持つ形にかたどり、つめの意味を表す」ものです。（漢語林より）つまり、爪は指腹に加える力を支えています。

指先の先端の部分では、骨は爪の中央の途中までしかなく、骨のない部分では、すべて爪が力を支えています。爪がないと小さなものを掴（つか）むことも不可能になります。また、爪の長さが短すぎても、爪の厚みが薄すぎても同じことが起きます。

　足の爪の役割は、手の爪と異なり、安定して体を支え、歩く時にも爪先に力を入れる働きを担っています。爪は、手と足の機能に欠かすことのできない大切な部分なのです。

(2) 人間の爪と動物の爪

　人間の爪は猿と同様に"平爪（ひらづめ）"であり、動物には指先の骨を包む"鉤爪（かぎづめ）"と"蹄（ひづめ）"があります。鉤爪を持つ爬虫類、鳥類、哺乳類では爪は生存のための武器にもなります。馬（奇蹄類）や牛（偶蹄類）は、脚指の先端を蹄で覆っています。人間に例えると、指先だけで体を支え歩行しているのです。

　それぞれの動物により爪の機能は異なりますが、指先を保護し、手足の動作において重要な役割を果たしているという点では、人の爪も動物の爪も同じなのです。

(3) 爪甲はどこで作られるのか？

　爪は皮下の爪母という部分で、休むことなく作られています。新生された爪は、爪甲の下に密着している爪床という皮膚の上に乗って、指の先端に向かって押し出されていきます。

(4) 爪甲の成長スピードはどのくらい？

　爪甲の成長スピードは、健康な成人で1日約0.1mmです。乳幼児や高齢者で0.07〜0.08mmです。爪甲の成長スピードは19歳頃が最大の伸びとなり、50歳代では成長スピードが遅くなります。爪甲は加齢的変化により厚みを増し、成長スピードは遅くなる傾向にあります。

　また、手と足の爪甲では、足の爪甲の方が厚く、成長スピードは遅い。季節的な変化では、冬よりも夏の方が爪甲の伸びは速くなります。

爪甲の伸びる速さ（単位　mm／1日）

	親指	人差し指	中指	薬指	小指
手の爪（右）	0.098	0.097	0.094	0.089	0.082
足の指（右）	0.048	0.044	0.041	0.037	0.026

（5）爪甲は何色？

　爪甲は無色で、半透明です。爪甲が半透明なのは、爪甲が12〜16％程度の水分を含んでいるからです。また、爪甲中に含まれている脂質が水分保持の役割を果たしています。爪甲の水分は爪床（ネイルベッド）部から供給されています。

　爪先（フリーエッジ）は、ネイルベッドから離れるために水分が供給されず、半透明になるのです。健康な人の爪がピンク色に見えるのは、ネイルベッドの血流の色が見えているからです。

（6）高齢者の爪の特徴

　高齢者になると毛髪は白髪になり、肌にはシワやシミの増加など、加齢的変化が起きますが、爪甲の著しい変化は、縦筋（縦条）が目立つことと、爪甲の成長スピードが遅くなることなどが挙げられます。

　爪甲の色に変化は起こりません。爪の色が変化する場合には、爪の病気が原因です。最も多い爪のトラブルは、爪白癬です。

（7）爪の強度は？

　爪甲はシスチンを含む硬ケラチンで作られているために硬いのですが、爪甲の強度に関係しているのは、線維の走る方向です。

　爪甲は三層構造で、合板のように上（背爪：トッププレート）と下（腹爪：アンダープレート）は線維が縦走していますが、中間の層（中爪：ミドルプレート）は線維が横走しています。そのため爪甲は、外からの力に対して柔軟性を持ちながらも硬い強度に優れているのです。そして、爪甲のゆるやかなカーブも爪の強度を保つのに役立っています。

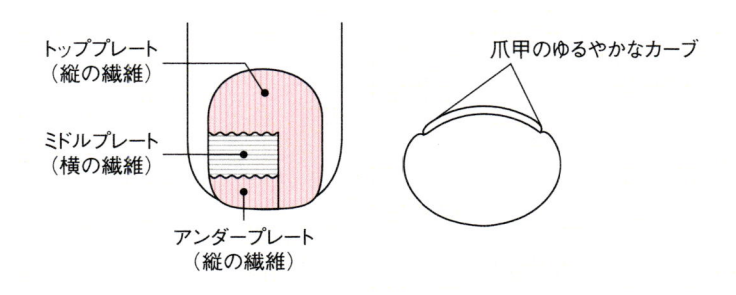

トッププレート
（縦の繊維）

ミドルプレート
（横の繊維）

アンダープレート
（縦の繊維）

爪甲のゆるやかなカーブ

(8) 爪はなぜ硬いのか？

爪甲の主成分はケラチンという線維状のたんぱく質です。ケラチンはアミノ酸の一種であるシスチンの含有量によって、軟ケラチンと硬ケラチンに分けられます。爪甲はシスチンを多く含んでいる硬ケラチンからできているために硬いのです。

また、爪甲の硬さと丈夫さは爪甲の主成分によって異なりますが、爪細胞の一つ一つがかなり密に接着されているため、爪甲は硬くなると考えられています。

(9) 爪は呼吸をしているか？

爪甲は呼吸をしていません。爪の表面からは常に水分が蒸発しています。ネイルカラーを塗っても、爪の水分の蒸発は妨げられませんが、人工爪（アクリル樹脂）を装着すると、爪の水分の蒸発が妨げられ、自爪は弱くなります。

(10) 爪半月（ハーフムーン）はなぜ白い？

爪甲をすべて剥すと、爪甲の根元がハーフムーンと同じように乳白色になっています。ハーフムーンが白く見えるのは、新しく作られたばかりの爪は水分量が多く、また、水分を多く含むことができるために乳白色になるからです。ハーフムーンの下は後爪郭で覆われていない爪母（マトリクス）の部分です。

(11) 爪半月（ハーフムーン）はなぜ丸い形をしているのか？

爪甲を根元からすべて剥がすと、爪甲はほぼ四角形をしていますが、爪甲の根元はハーフムーンと同様に丸いカーブを描いています。

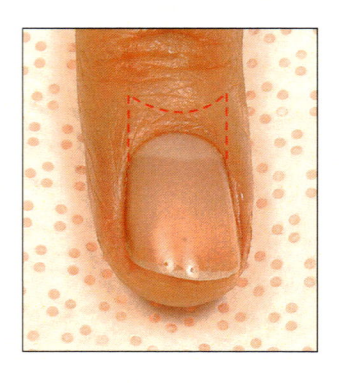

（12）爪半月（ハーフムーン）が見える爪と見えない爪があるのはなぜか？

　爪半月は一般に親指が最も大きく見えて、小指がほとんど見えません。

　出現率の変化を年齢で見ると、乳児が最も低く、20歳前後で最も高く、その後次第に低下し50歳を過ぎる頃から急速に低くなります。

　爪甲は爪母から作られますが、爪半月は目で見える爪母の部分であり、爪甲の根元にある皮膚（後爪郭）で覆われていない部位です。爪半月が見えるか見えないかは、後爪郭の位置で決まります。また、爪半月の出現率は遺伝も関係していますが、手を使う頻度にも深く関わっています。後爪郭を後退させるような刺激が加わると爪半月の出現率は高くなるのです。健康状態と爪半月の出現率には何ら関係はありません。

（13）爪は角質層が硬く変化したもの

　皮膚表皮の角質層は、やがてフケや垢（あか）となって剥がれて新陳代謝を繰り返しますが、爪母表皮では角質層は剥がれず爪甲へと変化します。爪甲は角質層が硬く変化したものです。爪半月を経てから角質化が始まるのではなく、爪甲は爪母から作られた時に角質化しているのです。角質化とは、無核（脱核をして核を失うこと）のたんぱく質（ケラチン）からできた角質細胞となることです。角質層は死んだ細胞なので、硬質な外被となり大切な内部組織を守る役割も果たしています。

（14）爪が伸びる方向と爪の厚み

　爪甲が前に伸びるのは、爪根が爪母と後爪郭の２つの部位によって楔形（くさびがた）（Ｖ字型）に挟まれているからです。

　そして、爪甲の伸びる方向は次にあげる３つの力により決定されます。

① 　爪母での上方向に角化する力

② 　後爪郭での下方向に角化する力

③ 　遠位方向に前進する力

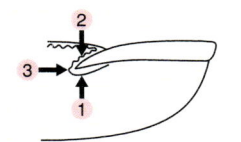

　この３つの力の方向が、爪甲の厚さにも影響をあたえます。

　後爪郭が後退すると、爪甲は分厚くなります。つまり、小指の爪母はほとんどが後爪郭で覆われているため（爪半月が見えない）後爪郭での下方向に角化する力が強く、爪甲は薄くなります。

親指の爪母は、後爪郭が他の指よりも後退している（爪半月が見える）ため爪母での上方向に角化する力が強く、爪甲が厚くなります。爪母の長さにより、爪甲の厚みが変化することはありません。

(15) 爪を固定しているのはどの部分？

　爪甲は、爪床（ネイルベッド）の上に密着していますが、爪甲をしっかり固定しているのは、次の4辺です。（第2章p.16　爪の正面図参照）

① 　後爪郭
②③　2つの側爪郭
④ 　爪下皮

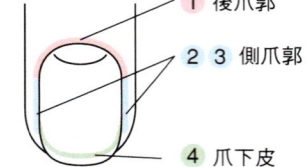

(16) ストレスポイントはどの部分か

　爪甲の側面が黄線（イエローライン）と接する境目を、ストレスポイントと呼びます。爪甲は、側爪郭によって両サイドを固定していますが、物理的な力が加わるとストレスポイントに負荷がかかり、爪甲が割れたり、折れたりする原因となります。また、側面からの剥離も起きやすい部分です。

　爪のカット法によって割れたり、折れたりするトラブルを防ぐこともできますが、ストレスポイントに負荷がかからないように、日常生活での注意も必要です。爪を道具として乱暴に扱うとトラブルは避けられません。

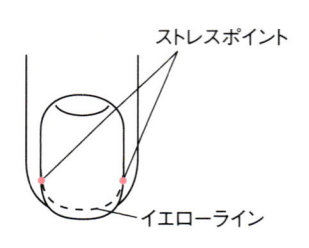

(17) 弱い爪を強くするには

　爪が弱いと、爪先が割れて引っかかり指先にも十分に力が入らない等のトラブルが起こります。爪の弱い原因が、内的疾患であれば治療することが先決です。

　弱い爪を強くするためには、爪周囲の乾燥を防ぐことが重要なので、クリームやオイルで保湿を心がけ、爪質に適したベースコートを塗布するとよいでしょう。

　ポリッシュリムーバーの使い過ぎは、爪甲の水分と油分を奪う最大の原因となるので使い過ぎに注意すると共に、使用後の保湿を欠かさないようにしましょう。

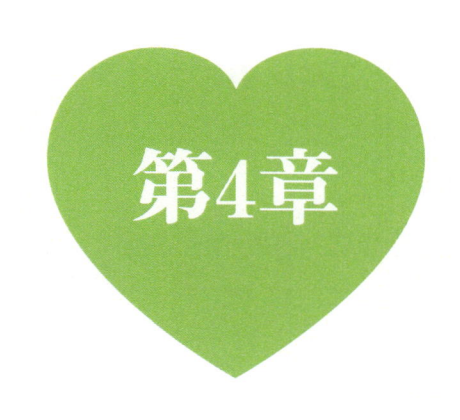

第4章

爪の病気とトラブル
―トラブルの対処法―

Nail Therapy

ハンド編

　爪は健康のバロメーターといわれるように、身体の様々な症状が爪に現れるため、カウンセリングの際に、施術を受けられる方の健康状態をチェックする大切なポイントになります。

　爪の病気や皮膚疾患についての正しい知識を持ち、職能範囲をわきまえて、施術を受けられる方の爪及び皮膚に異常が見られる場合には、専門医の診断を受けるようにアドバイスしましょう。

　また適切な施術により、改善するネイルトラブルもあります。常に爪及び爪周りの皮膚を注意深く観察して、適切な対応を心がけるようにしてください。

1.二枚爪（爪甲層状分裂症）　Onychoschizia

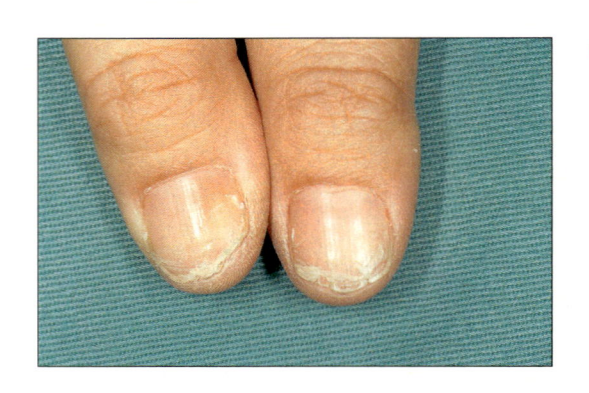

●爪甲の先端の表面が雲母のように薄く剥がれる状態を言います。男女比は１：２で女性に多い。女性では30歳代が最も多く、男女とも60歳以上では３割程度です。また、主婦の約45％に認められたという報告もあり、過度の水仕事や除光液の使用過多も原因です。適切な爪のカットとその後のアフターケアにより、トラブルを改善することも可能です。

> **Dr. 東のチェックポイント**
> 　二枚爪は低色素性貧血によっても多く発症します。その場合、外側からの対処法でなく、病気の内側からの原因を取り除くことが何より大切です。また、乾燥を防ぐために、爪周りにクリームを塗るなどのケアも欠かさないようにしましょう。

■ 二枚爪のトラブル対処法 ■

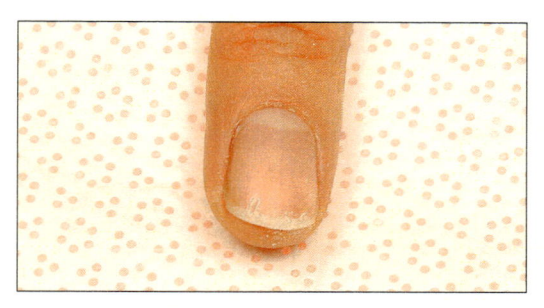

①二枚爪（施術前）

●使用する材料と道具
- ・ネイルグルー
- ・パウダーフィラー
- ・スポンジファイル
- ・シャイニングバッファ
- ・消毒剤

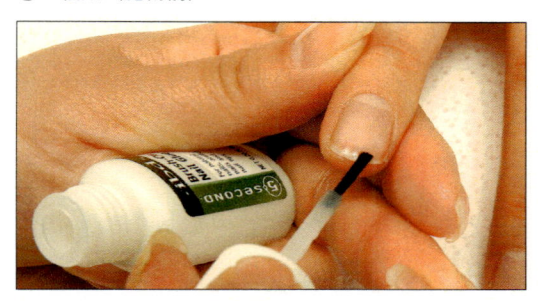

②ネイルグルーで接着します。
消毒を行った後、ネイルグルーで割れた部分を接着します。

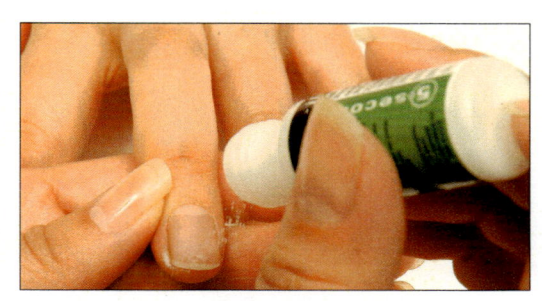

③パウダーフィラーをかけます。
割れた部分の段差を埋めると同時にネイルグルーの接着を高めます。パウダーフィラーをかけた後、再度ネイルグルーで接着します。

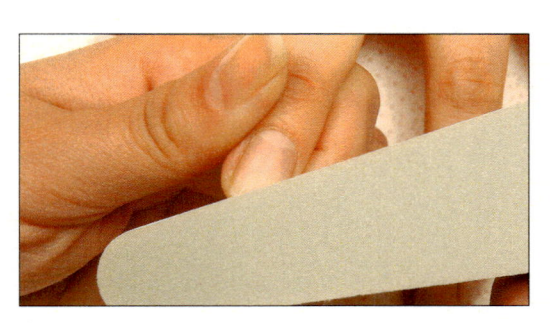

④ファイルで滑らかに削ります。
ネイルグルーとパウダーフィラーが完全に固まってから、表面を滑らかになるまで削り、表面を磨きます。

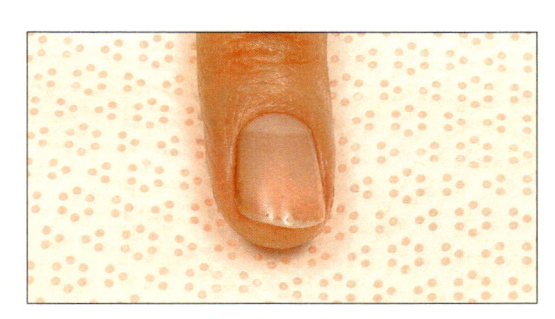

⑤仕上がり（施術後）

※第6章 p.76 ハンドのシャイニングを参照してください。

2. ささくれ　Hangnail
<ruby>ハングネイル</ruby>

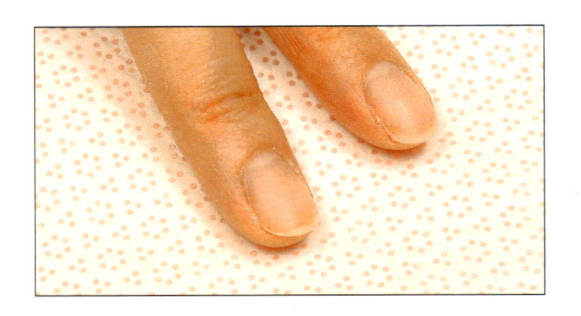

● 爪甲を囲んでいる皮膚が亀裂（きれつ）を生じた状態を言います。

爪郭の皮膚の角質が剥（は）がれたり、乾燥してとがった突起（とっき）のようになります。指先が乾燥し、水分と油分が減少して起きます。過度の水仕事や洗剤などによるトラブルが原因であり、冬季に起こりやすい。

■ ささくれのトラブル対処法 ■

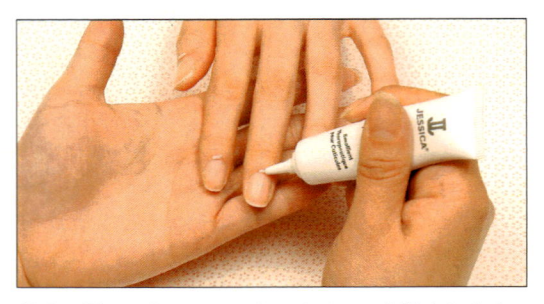

①爪の周りにキューティクルクリームを塗布します。

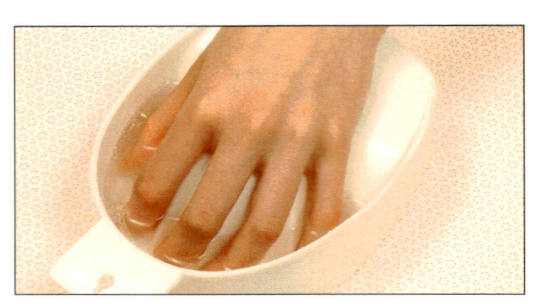

②フィンガーボールに指先を浸します。

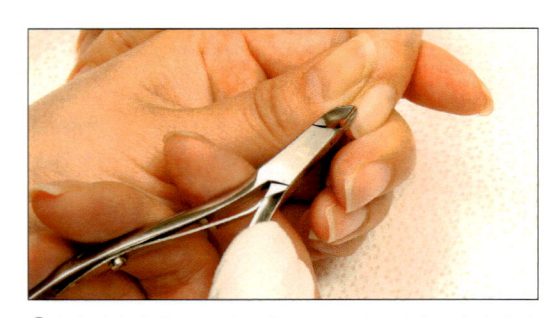

③ささくれをキューティクルニッパーでカットします。

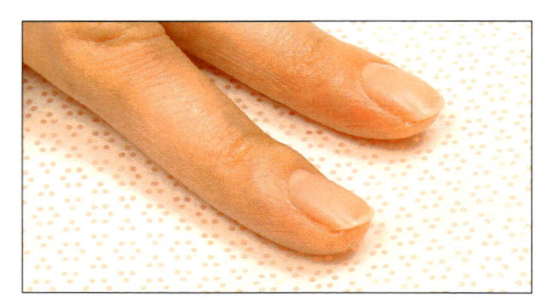

④保湿剤を塗布し、仕上げます。
（施術後の状態）

Dr. 東のチェックポイント

　ささくれを放っておいたり、無理に剥がすと、そこから細菌が侵入する原因となります。普段から爪の周りの乾燥を防ぐために保湿クリームなどを塗布して予防しましょう。

3.爪甲縦裂症　Onychorrhexis or Split nail
（そうこうじゅうれつしょう）（オニコレクシス）（スプリット ネイル）

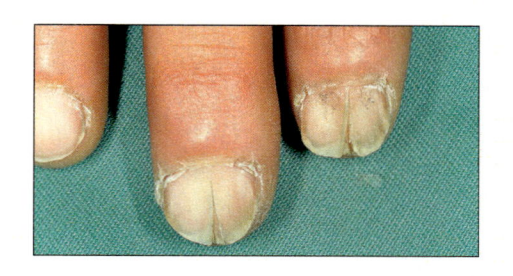

● 爪甲に縦に亀裂が入って、時には爪先の部分に縦に裂け目ができる状態を言います。原因の多くは、後爪郭部に対する外傷によるものです。割れた部分が引っかかり、生活上とても不便です。

■ 爪甲縦列症のトラブル対処法 ■

施術のポイント　爪甲に縦の亀裂が入っている部分を消毒した後、ネイルグルーで亀裂を接着するか、ファイルで亀裂部分を削ってなめらかにした後、人工爪の技法で仕上げます。

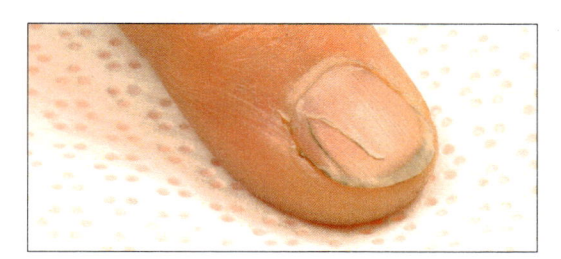

①施術前

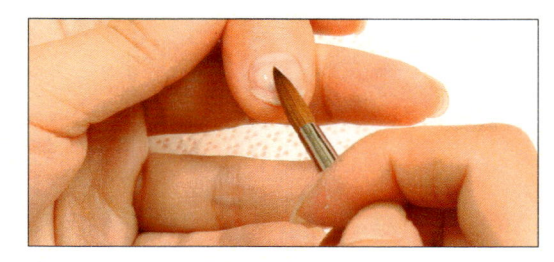

②アクリル樹脂でカバーします。

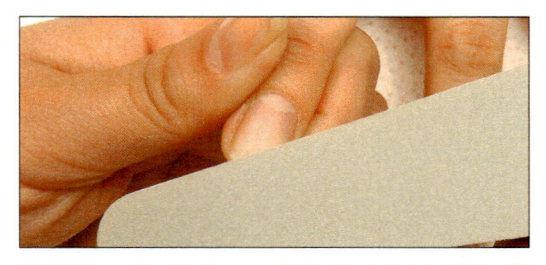

③表面をスポンジバッファなどでなめらかに削り、磨いて仕上げます。

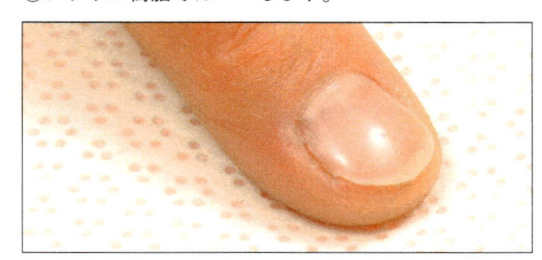

④仕上がり（施術後）

施術後のメンテナンス　アクリル樹脂を用いる人工爪（ネイル・イクステンション）は、高度な技術が必要であり、専門の知識をマスターしなくてはなりません。また、応用技術としてネイルリペア（爪の修理と補強）があります。ナチュラルネイルの補強テクニックである「フローター」は、割れた爪や薄く弱い爪の補強に適しています。また、アクリル装着後も定期的なメンテナンスを行わなければなりません。

> Dr. 東のチェックポイント
>
> 　爪甲縦列症は、後爪郭に対する外傷と、爪上皮の異常を認めることが多い。また、爪甲下に腫瘍が原因で縦列が起きることもある。多くの指に生じる場合は、爪扁平苔癬（へんぺいたいせん）（P41参照）の可能性もあります。

4. スプーンネイル（匙状爪）koilonychia or Spoon nail

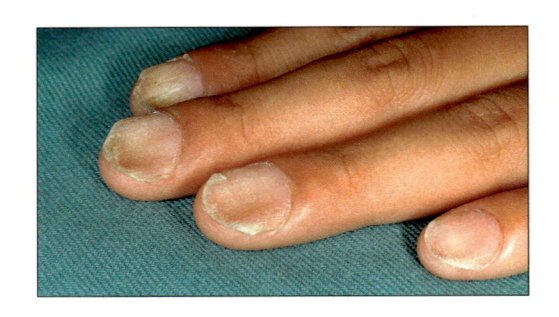

●爪甲がスプーンのように反り返った状態を言います。

低色素性貧血が原因であるが、職業によっても指腹に加わる力、爪甲の支持力を上回るため匙状化する場合も多い。

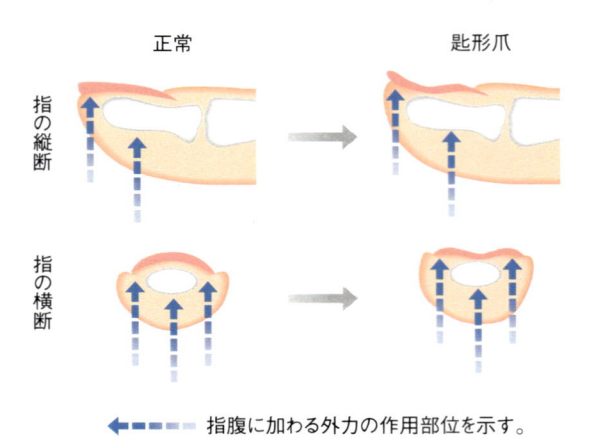

	正常	匙形爪
指の縦断		
指の横断		

爪甲が匙状化する理由

◀━━━ 指腹に加わる外力の作用部位を示す。

5. バチ状指（ヒポクラテス爪）Hippocratic nail

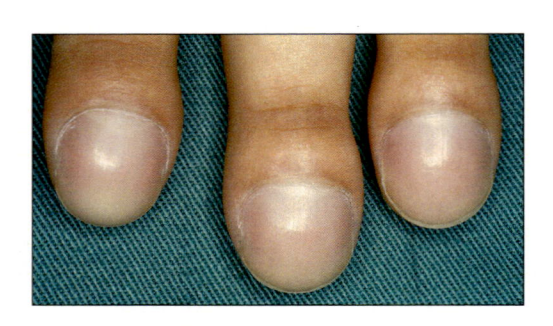

●指末節部の容積が増大し、爪甲の面積も大きくなり、指先を包むように丸みを帯びた状態を言います。

すべての爪（手足20本）に生じる場合は、先天性心臓疾患、肺疾患などが原因です。一部爪のみに生じる場合は、爪甲下の腫瘍が原因です。

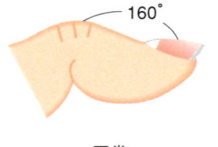
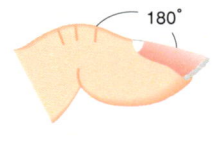
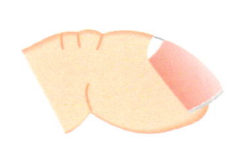

正常　　　　軽度バチ状指　　　　高度バチ状指

バチ状指の程度を示す方法

6.爪の横溝① Corrugated nail

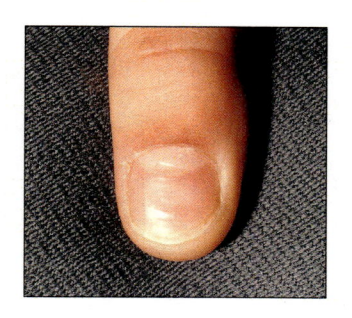

●爪甲の中央に横走する凹みを生じている状態を言います。

後爪郭にダメージが加わる（後退させる）ことが原因です。

7.爪の横溝②（洗濯板状爪） Wash board nail

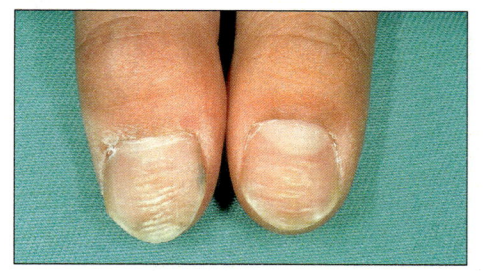

爪の横溝（洗濯板状爪）

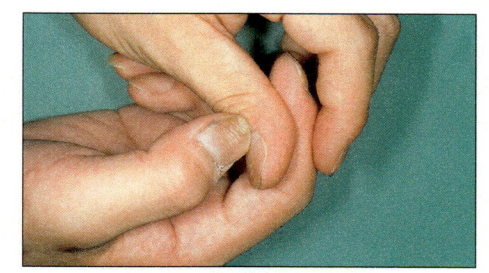

爪の横溝の原因となる動作

●爪甲に連続して生じる横溝の状態を言います。爪の根元（後爪郭）をいじる癖や、不適切な甘皮の手入れ法によっても横溝形成の原因となります。

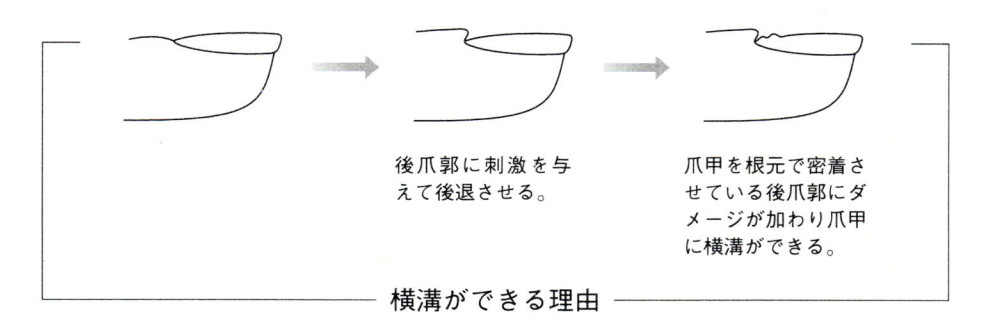

後爪郭に刺激を与えて後退させる。

爪甲を根元で密着させている後爪郭にダメージが加わり爪甲に横溝ができる。

—— 横溝ができる理由 ——

Dr. 東のチェックポイント

　後爪郭は、爪を根元で固定する大切な役割を担っています。まずは、無意識に爪の根元をいじる癖を直すことが必要です。特に、後爪郭を傷つけないように細心の注意を払ってください。キューティクルケア（甘皮の手入れ）でも同様です。

8. 爪の縦筋（爪甲縦条） Longitudinal Striation

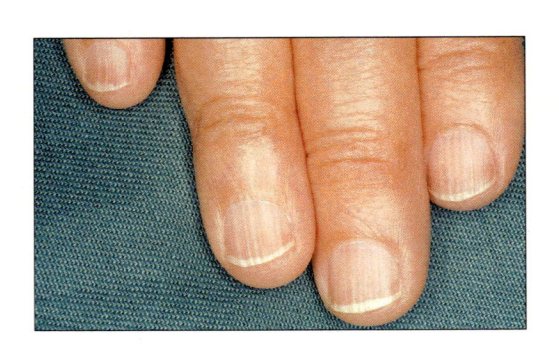

●爪甲の表面に縦に平行に走る細かい線が生じる状態を言います。

老化と乾燥が原因であるが、幼児期においても爪母の幅が急激に発育するため、生理的に生じます。

■ 爪の縦筋のトラブル対処法 ■

　老化と乾燥が原因で起こる縦筋は、爪の表面を滑らかにファイルし、バッフィング（爪を磨く）を行うと、とてもきれいに仕上がります。（第6章 p.76　ハンドケア参照）また、指先が乾燥しないように、保湿を心がけることが大切です。

9. 薄く弱い爪（菲薄爪） Brittle nail or Fragile nail

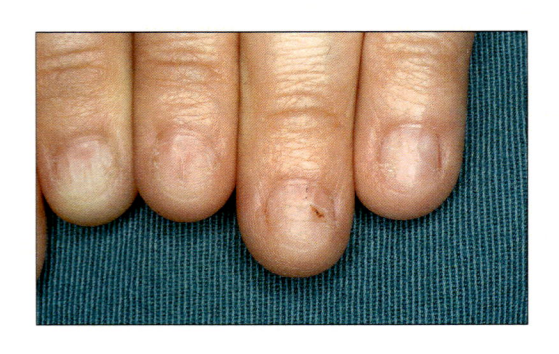

●爪甲の厚さが正常よりも薄い状態を言います。低色素性貧血や甲状腺機能亢進、薬剤の影響、栄養不良などが原因です。女性に多く、遺伝や体質、また、職業や環境なども要因の一つです。爪扁平苔癬（皮膚疾患）によっても生じます。

■ 薄く弱い爪のトラブル対処法 ■

　薄くて弱い爪を強くするためには、まずその原因を特定することが重要です。職業性が原因であれば、ゴム手袋などで予防しましょう。また、ベースコートを塗布して皮膜でカバーする方法も有効です。病気が起因している場合は、病気を治すことが先決です。

10.翼状爪　Pterygium nail
（よくじょうそう　テリジアム ネイル）

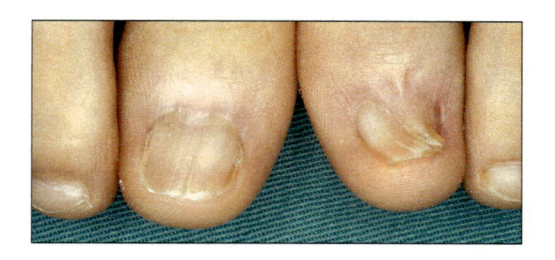

●甘皮（爪上皮）が、爪床上を覆うように伸びた状態を言います。爪母で爪甲を形成しなくなると生じます。

爪扁平苔癬（注）や末梢循環障害などが原因です。

爪扁平苔癬とは、爪を形成する組織の異常により変形、萎縮、欠如などが生じる病気。

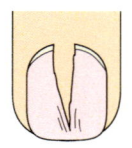

テリジアム
（爪甲の一部がないため後爪郭の一部が伸びたように見える）

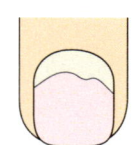

オーバーグローン・キューティクル
（甘皮が伸び過ぎた状態）

※テリジアムとオーバーグローンキューティクルは異なるので注意しましょう。

11.腹側翼状爪　Ventral Pterygium
（ふくそくよくじょうそう　ベントラル テリジアム）

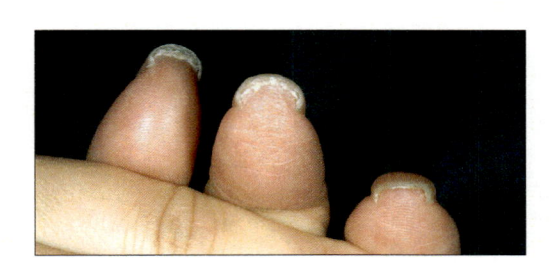

●腹側翼状爪は、爪下皮が爪甲の下に長く伸びた状態を言います。爪下皮に引っ張られて血管と神経を巻き込んで伸びるので、爪を切る時に、痛みを感じたり、出血を伴うこともあります。麻痺の手足の爪、末梢循環障害などに伴って生じます。爪を長くして指尖（指の先端部）を使用しなくても生じます。

■ 腹側翼状爪のトラブル対処法 ■
（ふくそくよくじょうそう）

　翼状爪の伸び過ぎている爪上皮は、爪の欠落した部分を覆っている大切な皮膚なので、指先の乾燥を防ぐようにケアを行いましょう。腹側翼状爪は、伸び過ぎた爪下皮を柔らかくとかして、やさしくプッシュバック（押し戻す）して、くっついている爪の裏側から少しずつ剥がしていきましょう。

> **Dr. 東のチェックポイント**
> 　腹側翼状爪は、ていねいに爪甲の下に張り付いた爪下皮を剥がして手入れを行えば、痛みも出血もなく、正常の状態となります。その後、爪を適切に切り、伸び過ぎた爪下皮をプッシュダウン（押し下げる）しましょう。麻痺がある方の場合は、マッサージで刺激を与えるなどの方法で再発を防ぎましょう。また、乾燥を防ぐため保湿を心がけましょう。

12.爪甲剥離　Onycholysis

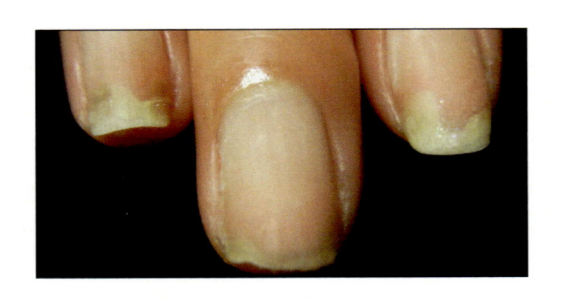

●爪甲が爪床（ネイルベッド）から離れ、剥離が進行する状態を言い、色調も剥離した部分が黄白色に変化します。爪甲剥離の原因には様々なものがあります。写真は接触性皮膚炎による剥離で生じた症状です。

〈爪甲剥離の主な原因〉

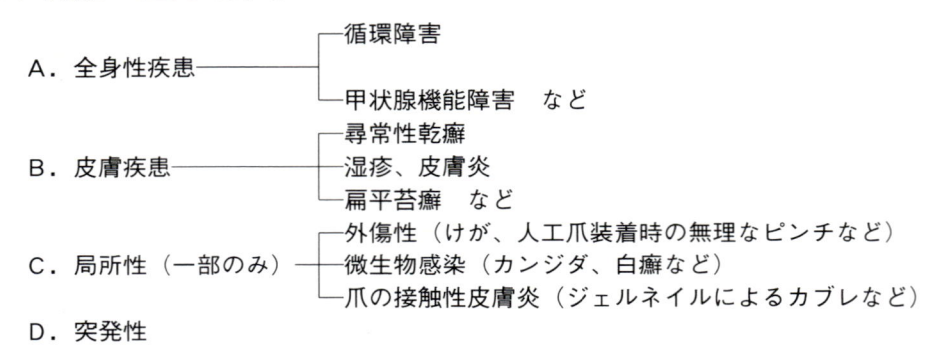

- A．全身性疾患
  - 循環障害
  - 甲状腺機能障害　など
- B．皮膚疾患
  - 尋常性乾癬
  - 湿疹、皮膚炎
  - 扁平苔癬　など
- C．局所性（一部のみ）
  - 外傷性（けが、人工爪装着時の無理なピンチなど）
  - 微生物感染（カンジダ、白癬など）
  - 爪の接触性皮膚炎（ジェルネイルによるカブレなど）
- D．突発性

13.20爪異栄養症　Twenty-nail dystrophy

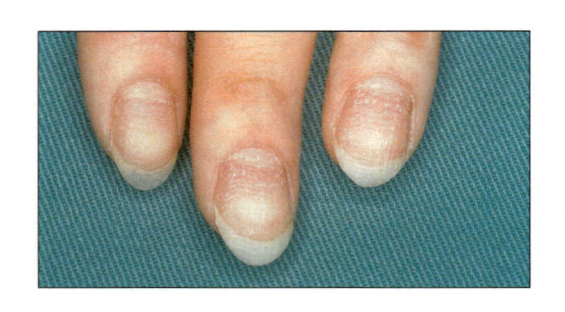

●20本すべての爪（手の爪、足の爪）に生じる爪独自の疾患です。爪甲表面に細かい線状、鱗屑、点状の凹みなどが生じ、光沢が失われた状態を言います。また、爪甲に点状の凹みや波状に線が現れる症状もあります。
特発性の爪炎と考えられる病変で、組織検査によってその原因が明らかになります。爪部に生じる湿疹反応が主な原因です。

> **Dr. 東のチェックポイント**
> すべての爪に変化が現れると、Twenty-nail dystrophyと報告されることが多い。遺伝性や家族性の症例もあります。毛包を標的臓器とする円形脱毛症があるように、この病変は、爪組織を標的臓器とする爪独自の疾患です。

■ 色調異常 ■

　爪の色に変化が現れた場合は、病気や感染症などのトラブルが原因となっていることが多いので、爪の色調異常についての知識を深めましょう。

色の変化	色　調　異　常		症　状　と　原　因
白 い 点		爪甲白斑（そうこうはくはん） ル コ ニ キ ア Leukonychia ホワイト スポット White spot	爪甲に点状の白い点が生じる。 ［主な原因］ ・爪母に対する外傷が原因で角化異常を生じます。爪の成長と共に消える。
白 　 色		白色爪（はくしょく） ホワイト ネイル white nail	爪床部の変化により爪甲が白く見える。 ［主な原因］ ・肝硬変 ・腎障害 など
白 　 濁		白癬性爪甲白斑（はくせんせいそうこうはくはん） オ ニ コ マ イ コ ー シ ス Onychomycosis	爪甲が白濁して見える。 ［主な原因］ ・爪の先端から白癬菌が侵入して感染する。
緑 　 色		緑色爪（みどり） グリーンネイル グ リ ー ン ネ イ ル Green nail 緑膿菌感染（りょくのうきんかんせん）	爪甲に緑色の着色を生じる。褐色調をおびることもある。 ［主な原因］ ・爪組織に病変（カンジダなど）に二次的にシュードモナスが感染して生じる。アクリルネイルを装着した隙間にもシュードモナスが感染することもある。
黒 褐 色		黒色ないし（こくしょく） 褐色爪（かっしょく） メ ラ ノ ニ キ ア Melanonychia	爪甲に黒色ないし褐色調の変化を生じる。 ［主な原因］ ・爪母におけるメラニン色素の増加により生じるものと、爪母に色素性母斑があり生じる場合などがある。全身性ではアジソン病、薬剤の投与などが原因。
黄 白 色		爪白癬（つめはくせん）	爪甲が黄白色に変化する。 ［主な原因］ ・白癬菌の感染が原因。

　現代人の生活は長時間硬い靴を履くことが多くなり、足と爪にトラブルを持つ人が増加しています。特に母趾（足の親指）は体重を支える重要な役割を担っているため、トラブルは母趾に多く発症しています。窮屈な靴や大きすぎる足に合わない靴、足の爪の切り方（長さや形）、衛生状態など日常の心がけや正しい手入れ法を知り、習慣づけすることで、感染症や変形、変質を予防することができます。足と爪の手入れは正しい知識を持って定期的に実践しましょう。

1.陥入爪　Ingrown nail or Onychocryptosis
（かんにゅうそう　イングローン　ネイル　　オニコクリプトーシス）

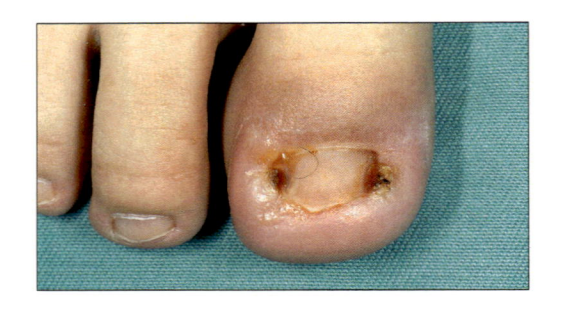

●足に合わない窮屈な靴を履いたり、足の爪のカットが適切でない場合や、足の爪の先端に突然強い力が加わると（サッカー、テニス、バスケットボールなどのスポーツ）、爪の周りの組織に損傷をきたす原因となります。
　（注：陥入爪と巻き爪は混同されがちですが、症状は異なります）

■ 陥入爪を予防する足の爪のカット法 ■

両足の親指の爪が巻いてトラブルの原因となっています。

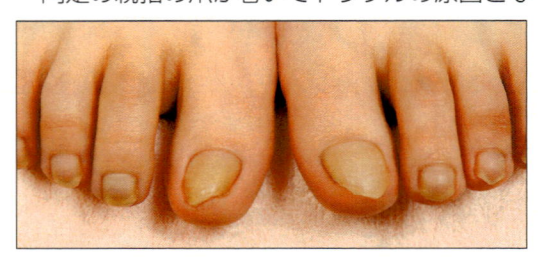

①施術前の状態（両足）

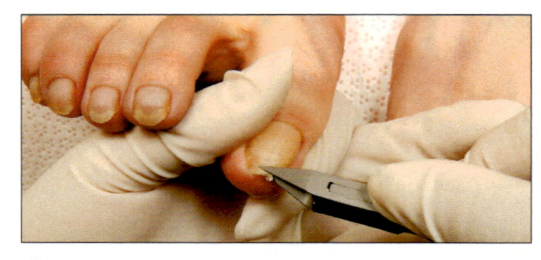

②足の爪のカット

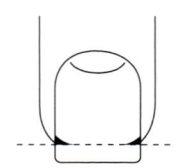

爪の先端はまっすぐストレートにカットする。
（コーナーだけ少々角を丸く整える）

■ 足のトラブルを起こすカット ■

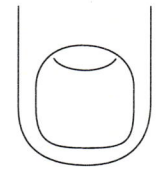
✗ 短すぎるカット

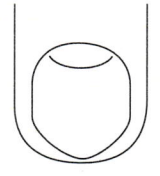
✗ サイドを深くカット

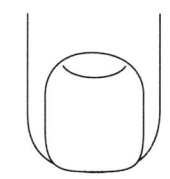
○ 短すぎず、先端をストレートに。
コーナーだけ少々角を整える
…スクエア・オフ

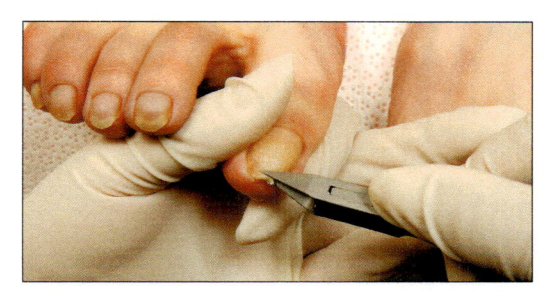
③ネイルニッパーでまっすぐカットします。

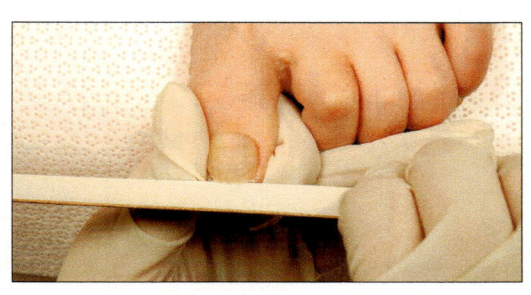
④エメリーボードで先端を整えます。

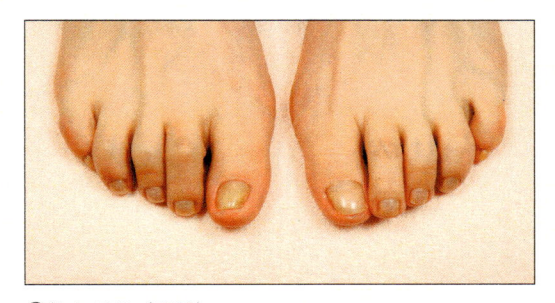
⑤仕上がり（両足）。

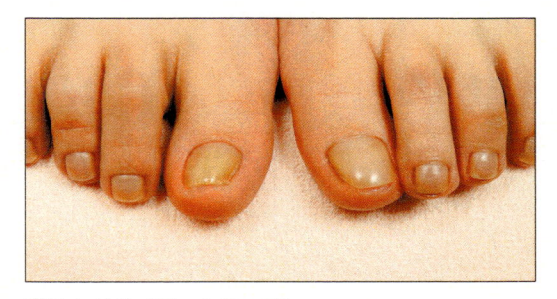
⑥仕上がり（ズームアップ）。

■ エメリーボードの角度 ■

エメリーボードの角度は、スタイリング（仕上げる形）と爪の厚みなどに応じて、爪の先端に対して約45度〜90度位の範囲でファイルをします。

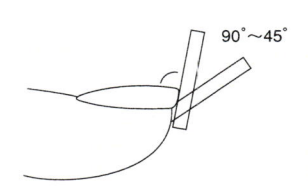
90°〜45°

2. 巻き爪（挟み爪） Pincer nail

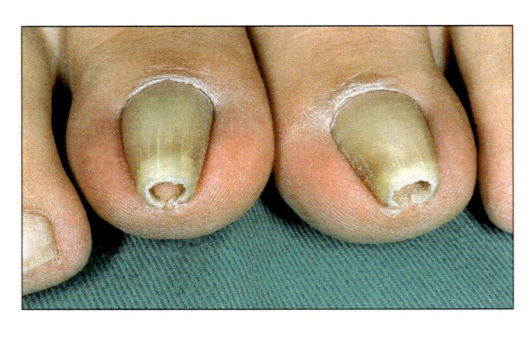

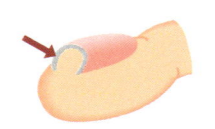

両側面からの圧迫
が原因

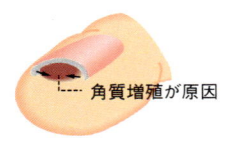

角質増殖が原因

爪甲下角質増殖で、爪甲
中央が押し上げられるの
で、両側縁は中央に引き
寄せられる。

　親指の爪に生じやすく、爪先で強く内側に湾曲した状態を言います。そのため爪床部に爪甲が食い込み痛みを伴います。原因は窮屈な靴や、爪甲下角質増殖などです。

3. 爪甲鉤湾症 Onychogryphosis

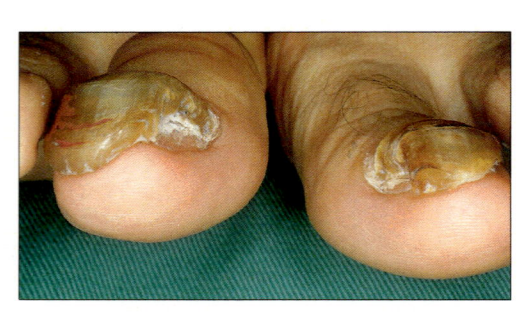

●爪甲が分厚く、硬くなり、鉤型に大きく湾曲した状態。分厚くなった爪甲は、爪甲剥離の状態になっていることも多い。爪甲下角質増殖も認められます。
　爪甲が分厚いために、靴を履くと頭痛を生じ、歩行困難となり、日常生活に支障をきたします。

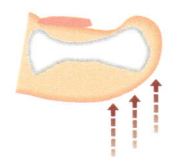

爪甲が短いため先端
が隆起する

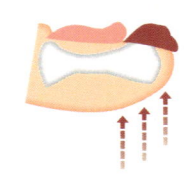

上方への力

下方への力

先端部の隆起が爪甲
の伸長を妨害し爪甲
が分厚くなる

鉤湾爪及び肥厚爪の発症メカニズム

Dr. 東のチェックポイント

　爪甲鉤湾症の原因の多くは、①深爪をして指先の先端部が隆起して、爪甲の成長を妨げること。（末節骨まで同時に上方に押し上げられることもある）②爪白癬により爪甲下角質増殖を起こし、爪甲の発育方向が上を向くこと、などが挙げられます。
　予防としては、足に合う靴を選び、深爪をしない適切な長さと形を整えることが大切です。また、爪白癬にならないように、足の爪の衛生状態を向上させましょう。

4. 爪白癬　Onychomycosis

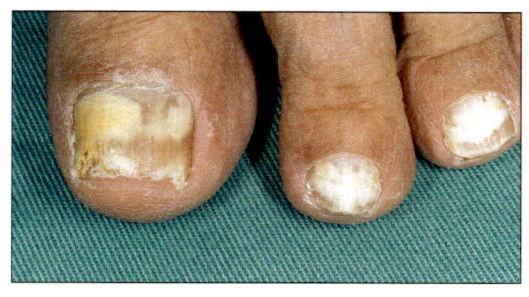

深在性白色型の爪白癬

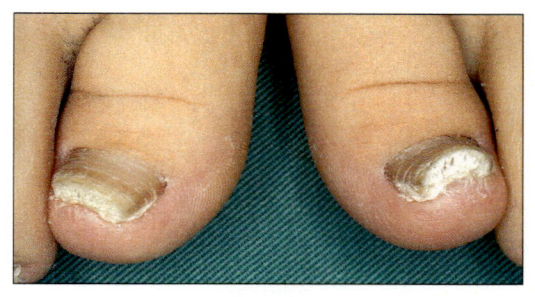

爪甲下爪白癬

　白癬菌という真菌（カビの一種）に感染した状態を言います。爪の感染症として最も多いのが白癬菌の感染によるものです。最近の Japan Foot Week 研究会の免疫調査では、日本人の約20％が足白癬（水虫）で、その約45％に白癬菌が認められたという報告があります。

　他人への感染源にもなり、足白癬（水虫）が治らないのは爪白癬が原因となっているからです。

　爪の色調に白濁～黄白色などの変化が生じますが、極端に分厚い爪にならない限りは、自覚症状はありません。

白癬菌の感染経路

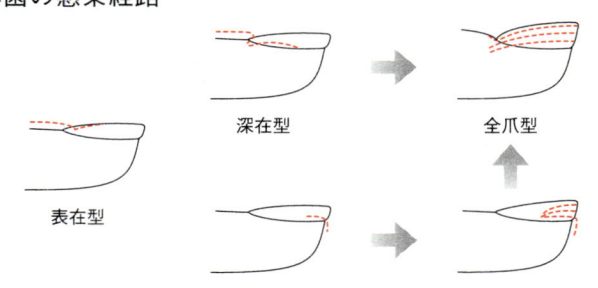

深在型　全爪型

表在型

遠位部・側縁部　爪甲下型

　白癬菌の感染経路から、爪白癬を4つの型に分類します。爪甲が分厚くなる「遠位部・側縁部爪甲下型」は、爪甲下角質増殖を伴います。

Dr. 東のチェックポイント

　爪白癬は最も多いトラブルであり、高齢者の患者の数も増えています。爪が分厚くならない限り自覚症状もないので、放置するケースが多いようです。白癬菌は移るので、専門医の治療を受けて治すことが大切です。

　また、予防策としては、足の清潔を保つようにし、深爪をしないように注意しましょう。菌は皮膚から感染し、爪甲から直接感染することはありません。爪甲下角質増殖した爪を切る場合には、出血する恐れもあるので、ファイル（爪ヤスリ）で削るとよいでしょう。

■ その他のトラブル ■

	症 状 と 原 因
爪噛み癖（つめかみぐせ） ネイル バイティング nail bitting 咬爪症（こうそうしょう） オニコファジア onychophagia	爪先を噛む癖（くせ）が原因で、爪甲先端はギザギザし、爪甲は短い。 ［主な原因］ 社会的環境の変化がきっかけとなり発症する。精神的ストレスが主な原因。 写真は、爪甲が萎縮（いしゅく）した例。
ラケット爪 ラケット ネイル racket nail	爪甲の長さが正常よりも短く、幅の広い状態である。特に親指に現れることが多い。両手の場合と片手だけの場合がある。 ［主な原因］ 末節骨が短い。
爪疥癬（つめかいせん） スカビーズ ネイル scabies nail	ヒゼンダニ（疥癬虫（かいせんちゅう））の爪甲下の寄生により生じる。爪甲は肥厚し、黄濁色になる。爪甲下角質増殖を伴っている。症状は爪白癬と似ている。 ［主な原因］ 介護施設で疥癬の流行があり、撲滅できなかった原因が爪疥癬の存在であったと報告した例もある。爪甲下（ひこう）にはヒゼンダニやその虫卵が付着する可能性が高く、寄生する可能性も考えられる。
カンジダ性爪郭炎（そうかくえん） キャンディダ Candida パロニキア Paronychia	爪甲郭部（爪の周囲）の発赤、腫張で始まり、爪甲に横溝ができ、表面の光沢も失われる。 ［主な原因］ カンジダ感染により発症。水を扱う職業の人に生じやすく、調理師や主婦に多い。
爪部の接触性皮膚炎 ペリアングァル Periungual ダーマタイティス dermatitis	洗剤などによる接触性皮膚炎で、爪郭部の皮膚炎と爪甲の変形、脱落を生じる。 ［主な原因］ カブレの原因となる物質に接触し、アレルギー反応が起きる。

■ 皮膚の病気 ■

　施術を受ける方の皮膚の状態もよく観察し、異常が認められる場合には、専門医の診断が必要です。一般的な皮膚の病気についての知識を持ちましょう。

病　名	主 な 症 状 と 原 因
接触性皮膚炎 （カブレ）	アレルギー性と一次性（刺激性）とに分けられ、皮膚についた物質が原因となって起こる炎症。
アトピー性皮膚炎	遺伝的な素因から慢性的に起こる病気。皮膚のバリア機能の低下により、湿疹病変を繰り返す。
乾癬（かんせん）	赤みを伴ってカサカサした皮（鱗屑（りんせつ））がどんどん剥がれていく慢性の疾患で、伝染はしない。原因は不明。
イ　ボ 疣贅（ゆうぜい）	表面がザラザラしたしこりで、ウイルス性のイボ（ヒト乳頭腫ウイルスによって起こる）と、老人性イボ（脂漏性角化症（しろうせい））に分けられる。ウイルス性のイボは直接接触で伝染する。老人性のイボはうつらない。
水　虫 たむし	白癬菌（真菌）によって生じる感染症。生じる部位によって呼び名が異なる。足は水虫（足白癬）、爪は爪白癬、体はたむしなど。
タ　コ	足に合わない靴などの影響から足底や足指にできる角質肥厚。皮膚のすぐ内側の骨がある場所にできやすい。
魚の目（うおのめ） （鶏眼（けいがん））	慢性長期の外的刺激により発症し、肥厚した部位が神経を圧迫し、痛みを伴う角質肥厚。
疥癬（かいせん）	ヒゼンダニ（疥癬虫）によって起こる病気。衣類や寝具などからうつり、人から人へと伝染する。
疱疹（ほうしん） （ヘルペス）	単純疱疹と帯状疱疹がある。単純ヘルペスは風邪をひいた時、唇の周りにできる小さな水疱（水ぶくれ）で、体に広範囲にできることもある。再発しやすい。

第5章

ネイルセラピー実践のための基礎理論

1.消毒法（衛生と安全を守るために）
（1）消毒の方法
（2）手と足の消毒法
（3）手の皮膚細菌
（4）器具・用具などの消毒法
（5）消毒剤の効果について

2.化粧品学
（1）化粧品の定義
（2）全成分表示

3.スキンタッチとリラクゼーション
マッサージ理論

4.ネイルセラピー実践のためのマナー
（1）明るい笑顔でお名前をお呼びする
（2）視線を優しく合わせながら話す
（3）冷たい手やカサツク手は嫌われます
（4）施術者のマナー10ヵ条
（5）施術面での注意事項

5.家族や介護士とのコミュニケーション
（1）家庭でのネイルセラピーのすすめ
（2）家族に対するホームケア・アドバイスを

Nail Therapy

第5章　ネイルセラピー実践のための基礎理論

1. 消毒法（衛生と安全を守るために）

衛生措置の基準を知り、守ることは非常に重要です。公衆衛生の維持と増進に努め、施術を受ける方とネイルセラピスト自身の衛生と安全を守る消毒法を実践しなければなりません。

（1）消毒の方法

消毒の方法には大別してⒶ理学的消毒法と、Ⓑ化学的消毒法の2種類があります。

Ⓐ理学的（物理的）消毒法

熱、紫外線などの物理的エネルギーを利用する方法。

例：蒸気消毒、煮沸消毒、紫外線消毒

Ⓑ化学的消毒法

化学薬品（消毒薬）を用いる方法

化 学 的 分 類	消 毒 剤
アルコール類	エタノール、イソプロパノール
ハロゲン化合物	次亜塩素酸ナトリウム
4級アンモニウム塩	塩化ベンザルコニウム、塩化ベンザトニウム
両性界面活性剤	塩酸アルキルジアミノエチルグリシン
ヒグアナイド	グルコン酸クロルヘキシジン

（2）手と足の消毒法

対　　　象	適 し た 消 毒 法	適 し た 消 毒 剤
手指の消毒	① ハンドソープなどを用い、手洗いし、十分に水（湯）で洗い流し、拭きます。 ② コットンに消毒剤を含ませ、ていねいに清拭します。	・エタノール（76.9％～81.4％濃度） 消毒用エタノール ・アルコール製剤 ウェルパス等 ・グルコン酸クロルヘキシジン （4％の濃度） ヒビテン、マスキン等
足指の消毒	① ボディソープなどを用いて、足を洗い、十分に水（湯）で洗い流し、清拭します。 ② コットンに消毒剤を含ませ、ていねいに清拭します。	・エタノール（76.9％～81.4％濃度） 消毒用エタノール ・アルコール製剤 ウェルパス等 ・グルコン酸クロルヘキシジン （4％の濃度） ヒビテン、マスキン等

（3）手の皮膚細菌

常　在　菌	一　過　性　菌
・表皮ブドウ球菌 ・ミクロコッカス ・ジフテロイド　など	・黄色ブドウ球菌 ・化膿連鎖球菌 ・緑膿菌 ・大腸菌　など

（4）器具・用具などの消毒法

消毒法 器具・用具など	消毒用エタノール エタノール水溶液 （76.9〜81.4％濃度） 10分以上浸す または コットンに含ませて拭く	ピューラック、ハイター 次亜塩素酸ナトリウム （0.1％以上） 10分以上浸した後 水洗い、乾燥	オスバン 塩化ベンザルコニウム 逆性石けん （0.1％以上） 10分以上浸した後、 水洗い、乾燥	紫外線消毒 紫外線 （85マイクロワット ／㎠以上） 20分以上照射
ネイルニッパーなどの金属器具	○			○
ウッドスティック		○	○	○
ネイルブラシ			○	○
フットファイルなど		○		○
フットバス		○		
タオル		○		

（5）消毒剤の効果について

対象 消毒剤	微生物別									消毒対象物			
	一般細菌	緑膿菌	黄色ブドウ球菌	真菌	芽胞	H-Vウイルス	肝炎ウイルス	ヘルペス	インフルエンザ	環境（テーブルイスなど）	器具（金属）	器具（非金属）	手指・皮膚
消毒用エタノール	○	○	○	○	×	○	×	○	○	△	○	○	○
ピューラック、ハイター 次亜塩素酸ナトリウム	○	○	○	○	△	○	○	○	○	△	×	○	△
ウェルパス、オスバン	○	○	○	○	×	○	×	○	○	×	×	×	×
イソプロパノール	○	○	○	○	×	○	×	○	○	×	○	○	○
ヂアミトール	○	△	△	△	×	×	×	△	△	○	○	○	○

○効果あり　△効果が十分でない　×効果なし

○使用可
△場合により不適
×不適切

※消毒剤の名称は、市販されている名称で記載しています。

2. 化粧品学

　ネイルセラピーを実践するためには、さまざまな化粧品を用いますので、使用する化粧品の特性や成分について理解することが重要です。

　また、施術を受ける方にカブレの経験やアレルギーがある場合には、十分に注意しながら化粧品を選び、使用しましょう。

（1）化粧品の定義

　化粧品とは「薬事法第1章　第2条－3」において、次のように定義されています。

> 　化粧品とは人の身体を清潔にし、美化し、魅力を増し、容貌を変え、又は皮膚もしくは毛髪を健やかに保つために身体に塗擦、散布その他これらに類似する方法で使用されることを目的とされている物で、人体に対する作用が緩和なものをいう。

（2）全成分表示

　化粧品の全成分を、配合量の多い順から記載（1％以下は順不同）しています。成分名は日本化粧品工業連合会の「成分表示名称」で統一されています。

　施術を受ける方にカブレの経験（第4章 p.49　カブレ参照）がある場合などは、事前に全成分表示をチェックして該当した成分が入っていないか注意しましょう。

ネイル化粧品の特性

品　名	目 的 と 効 果	主 な 成 分
①ポリッシュリムーバー	ポリッシュ（マニキュア）を除去するために用います。アセトン配合タイプと、ノンアセトンタイプがあります。ポリッシュリムーバーの使い過ぎは、爪を傷める原因となるので気をつけましょう。	アセトン、酢酸ブチル、酢酸エチル、油性成分、プロピレングリコールなど
②ベースコート	爪を保護しながらネイルカラーの付着力を高めるために用います。爪のタイプ別にも対応しているものもあり、柔らかい薄い爪を補強するタイプもあります。トップコートと比べて、組成はほぼ同様であるが、蒸発成分の配合比が多い。	酢酸エチル、酢酸ブチル、ニトロセルロース、アルキッド樹脂、クエン酸アセチルトリブチル、イソプロパノールなど
③カラーポリッシュ	色素を含む光沢のある皮膜で、爪の表面を着色するために用います。組成はベースコートやトップコートとほぼ同じですが、色材を配合している。	ニトロセルロース、アルキッド樹脂、カンファー、酢酸ブチル、酢酸エチル、エタノールなど
④トップコート	ネイルカラーの上に塗布し、光沢を与え、皮膜を強化するために用います。紫外線による色あせや黄ばみを防ぐものもあります。ベースコートと比べて、組成はほぼ同様であるが、皮膜形成剤のニトロセルロースの配合比が多い。	ニトロセルロース、酢酸ブチル、イソプロパノール、酢酸セルロース、フタル酸ジブチルなど
⑤ネイルオイル	爪と爪周りに油分を補い、乾燥を防ぐ効果があります。	植物油、動物油、鉱物油、ミネラル、ビタミンなど
⑥キューティクルクリーム	爪と爪周りに水分と油分を補給し、保湿効果を高めます。	ラノリン、ワセリン、流動パラフィン、ビタミン、たん白質、水など
⑦キューティクルリムーバー	硬く乾燥したキューティクルを柔らかくし、手入れをしやすくするために用います。アルカリを主成分とするものもありますが、AHA（フルーツ酸）を用いて軟化分解するタイプもあります。液体タイプとジェルタイプなどがあります。	水、グリセリン、イソプロパノールアミン、AHAなど
⑧角質軟化剤（ピーリング剤など）	硬くなった角質や角質肥厚している部分を柔らかくして、手入れをスムーズにするために用います。	イソプロパノール、植物油、サリチル酸、AHAなど
⑨マッサージクリーム	リラクゼーションマッサージを行う時に指のすべりをよくし、肌にかかる力をやわらげて効果的なマッサージを行うために用います。保湿成分や角質除去成分なども配合されています。	鉱物油、植物油、動物油、AHA、ビタミンなど コラーゲンなど
⑩スカルプチュアネイル（パウダー） ⑪スカルプチュアネイル（リキッド）	人工爪（義爪）に用います。歯科材料の常温重合レジンとほぼ同じです。 形のよい長い爪を作ったり、欠けたり割れたり、折れたりした場合の補修として使用します。	メチルアクリレートポリマー 過酸化ベンゾイル メタクリレートモノマー 第三級アミンなど
⑫ネイルグルー	爪が割れたり、二枚爪の補修に用いる瞬間接着剤。接着後は、水分や油分で接着効果が低下するので、ポリッシュなどでコーティングするとよい。	シアノアクリレート系

3. スキンタッチとリラクゼーション

マッサージ理論

　リラクゼーションを目的としたマッサージクリームやマッサージオイルなどの化粧品を用いたハンドマッサージとフットマッサージを行います。マッサージの実践に当たっては、目的と効果を十分に理解する必要があります。

　また、マッサージには基本の流れがありますが、施術を受ける方の体調を考慮して、無理せず、心地よいと感じていただけるタッチで行いましょう。

マッサージ7つの基本テクニック

	手 技 の 名 称	テクニックと効果
1	けいさつほう 軽擦法　仏 エフレラージュ Effleurage　英 ストローキング Stroking 	軽いタッチで皮膚表面をなでたり、さすったりする手技。最も基本の手技であり、マッサージの始めと終わり、次の手技へのつなぎとして用います。 （効果） 緊張をほぐし、リラックスさせると共に血液やリンパの流れを促進させます。
2	きょうさつほう 強擦法　仏 フリクスィシヨン Friction　英 ラビング Rubbing 	軽擦法よりも強いタッチで皮膚表面をこすったりする手技。皮膚の深部にまで刺激を加えます。 （効果） 強いタッチが皮膚組織まで作用し、循環機能を高めると共に新陳代謝を促進させます。
3	じゅうねんほう 揉撚法　仏 ペトリサージュ Pétorissage　英 ツィスティング Twisting 	強いタッチで筋肉まで揉む手技。揉捏法ともいいます。 （効果） 皮膚組織だけでなく筋肉まで揉みほぐすので、疲れを癒し、コリを和らげます。
4	こうだほう 叩打法　仏 タポートマン Tapotement　英 タッピング Tapping 	軽く叩く手技。骨の部分を避け、筋肉の上を中心に叩く。 （効果） 軽い振動による刺激が血行を促進させ、疲れを癒し、コリを和らげます。

5	**圧迫法**（あっぱくほう）　仏 Pression（プレスィヨン）　英 Pressure（プレッシャー）	手掌全体や指を用いて圧迫を加える手技。息を吐くタイミングに圧迫を加えると効果的。 （効果） 圧迫することにより循環機能を高め、リラクゼーションを与えます。
6	**振動法**（しんどうほう）　仏 Vibration（ヴィブラスィヨン）　英 Vibration（バイブレーション）	施術者の手掌や指を震わせ、微振動を生じさせながら行う手技。（上腕二頭筋に力を入れて手掌に微振動を送るように行います） （効果） 細かい微振動が神経を鎮静させ、リラクゼーションを与えます。
7	**運動法**（うんどうほう）　仏 Exercice（エグゼルスィス）　英 Exercise（エクササイズ）	関節が動く可動域を広げるための手技。施術の際は、必ず関節部をしっかり支えながら行います。（無理に可動域を広げようとしないこと） （効果） 硬くなった関節を柔軟にする運動法を行うことで、関節をしなやかにします。
	けん引法（いんほう）　仏 tirage（ティラージュ）　英 Pulling（プリング）	関節を遠位方向に伸ばす手技。
	回転法（かいてんほう）　仏 toar（トゥール）　英 Turning（ターニング）	関節を回転させるための手技。
	ストレッチ法　仏 Étirage（エティラージュ）　英 Stretch（ストレッチ）	関節を伸ばすための手技。

4. ネイルセラピー実践のためのマナー

(1) 明るい笑顔でお名前をお呼びする

　施術を受けられる方の中には高齢者や身体の不自由な方、認知症や病気療養中の方、そして乳児や幼児などもいます。特に高齢者の6割位は足の爪に何らかのトラブルを持っている方がいると報告されています。

　手や足の爪にトラブルがあると、痛がって身の回りの行動が億劫になったり、徐々に外出しなくなったり、心を閉ざしてしまう方が多くなるものです。定期的に爪の状態をチェックし、こまめにネイルセラピーを施してあげることが大切です。

　他人に爪を切ってもらうことに慣れていない方の中には「爪を切る」ことを怖がる場合もありますので、相手に恐怖感を与えないように、施術者は笑顔を忘れずに優しく接することが大事です。明るい笑顔は相手の心を解きほぐし、安心感を与える何よりの方法です。

　特に高齢者に話しかける時は、見下したような態度や赤ちゃん言葉を使わないことです。長い人生を様々な体験を乗り越えて、一生懸命生きてこられた方々です。敬意と尊敬の念を持って敬語を使い、きちんとお名前で呼びましょう。人間は幾つになっても自分自身が一番可愛いのです。その方の自尊心を傷つけることなく、お名前でお呼びして、その方の存在をきちんと認知していることを言葉や態度で表すことが、大事に対応されているという喜びにつながるのです。

(2) 視線を優しく合わせながら話す

　施術を受ける方とお話をする時は、相手の目を見てゆっくりとハッキリした口調で行います。相手の目を見て話すことをアイコンタクトと言いますが、愛情と微笑みを持って相手と視線を合わせながらコミュニケーションをとることによって、こちらの説明に対する理解を促し、相手の希望や要望の確認も行うことができますので、誤解や思い違いを正すことができ、一層信頼感や安心感を持っていただけるようになります。

　日本には昔から「目通り」「乳通り」「肩通り」という言葉があります。これは相手の話を真剣に聴く時の目配りの位置です。相手の目の高さ、乳の高さ、両肩の幅で、それぞれを囲んだ四角形の中を見るとよい、ということを言っているのです。逆に、ジーッと相手の目を見続けるのは、威圧感や敵対心を与えてしまうことになります。

　相手の目を見てゆっくりハッキリと話すということは、普段から意識して訓練すれば自然に身につくようになります。施術に熱中するあまり「うん、うん」とか「ハイ、ハイ」といった目線をはずして動作や言葉だけで返事をするのは素っ気ない態度に見られ、心を閉ざしてしまう方もいるのです。

　特に耳が遠くなっている高齢者の方には意識して少し声の調子を上げ、ゆっくりとていねいに話すよう普段から心がけましょう。

（3）冷たい手やカサツク手は嫌われます

　いきなり冷たい手で触れられると、びっくりして、不快な気分にさせます。急に手や足を引っ込められると高齢者に限らず幼児でも危険なケースも考えられますので、施術者は施術に入る前に自分の手を温めておく心配りが必要です。

　また、施術者自身の手や爪の手入れが悪いと、施術を受ける方はスキンタッチの際にカサカサ感やガサガサ感で不快感や痛さを感じさせます。爪をケアすると同時にハンドマッサージやフットマッサージを行うわけですから、施術を受ける方の身になって、日頃から自分自身の手指や爪の手入れをしておきましょう。スキンタッチの快適さ、リラクゼーションを阻害する要因は、施術者自身の心がけ一つで取り除くことができるのです。

　施術を受ける方の手足に触れる時は「では、爪のお手入れをさせていただきますね」とか、「手のマッサージをしますね」といったように、笑顔でしっかりと声を掛けて、これから行う施術を予め理解していただくことが大切です。声掛けは、体の位置を変えていただく時も、いきなり体に触れるのではなく、声掛けをしてこれからの行動を前もって予知・認知させるようにしましょう。

（4）施術者のマナー10ヵ条

　ネイルセラピストとして特に守っていただきたい事項を10ヵ条にしてまとめました。

① 施術者として礼儀作法を知ること。

　その第1が言葉遣いです。「尊敬語」「謙譲語」「丁寧語」とあります。尊敬語は、自分より目上の人に使う言葉です。謙譲語はその逆で、自分を相手より低い位置に置いて使う言葉です。丁寧語は目上や初対面の人に使う言葉で、言葉の頭に「お」や「ご」をつけ、語尾に「です」「ます」をつけて言う言葉です。時と場合によって使い分けができるように訓練しましょう。礼儀作法はとても大切で、特にご自宅にお伺いする時は、

常識が問われます。

② サービスの"３Ｓ"を身につけること。

スマイル（Smile）―――いつも笑顔を絶やさないこと。

スピード（Speed）―――施術の手順をしっかり組み立て、手際の良い施術を行いましょう。中には予定していた時間の施術に絶えられない方の場合もありますので、臨機応変の対応が求められます。

スマート（Smart）――― 施術前後の過程を含めて一連の作業をプロらしい動作、言葉遣い、身のこなしを心がけましょう。

③ 衛生管理をしっかりすること。

感染症などを媒介しないという側面と、自分自身を感染症などから守るという側面があります。また、いくら技術が上手でも、器具類を粗末に扱ったり後片付けが粗雑だったりすると、いい加減さが目立ち信頼関係に支障をきたします。

④ 施術者は身だしなみに気をつけること。

ヘアスタイルや香水、口臭・体臭に十分気をつけることはもちろんです。長い髪はすっきりまとめ上げ、香りの強い香水は避けます。タバコを吸った後、食事後は特に注意が必要です。服装もネイルセラピストに相応しいものにし、特に靴のかかとを踏みつけてつぶしたりしないことです。身だしなみは信頼関係を築くとても大切な要素です。

⑤ 施術者は、自分自身の爪を長くし過ぎたりスクエア型にしないこと。

短い爪なら爪の両側の角を取ったスクエアオフ型か、安全なラウンド型が適しています。スクエア型の爪は、相手の方の手や指に角が当たって、痛がらせたり、傷つけたりする場合があります。また、施術者自身の爪も深爪をしないこと。指の先端から0.5㎜〜１㎜位爪の方が長くなるように切ります。

⑥ カウンセリングのポイントをしっかり身につけること。

「聴く」――――予断なく耳を傾ける。

「見る」――――施術中の様子を観察する。

「確認する」―――その対応が適切かどうか判断する。

「記録する」―――適切な施術のために。また、次回に備えて。

「検証する」―――スキルアップのために自分が行った応対、技術選択、施術の方法などが正しかったかを検討する。

カウンセリングは相手の方をより深く知り理解しようとする施術者の心の在り方にか

かっています。

⑦　高齢者を差別しないこと。

　　介護・福祉施設を訪問すると、ネイルケアに関心や興味を示さない方や遠くから眺めているだけの方がいます。高齢者や認知症の方には自分の気持ちを表現できない場合がありますので、無視せず、全員に平等に声をかけるようにしましょう。

　　また、専門用語を連発しないことです。耳慣れない言葉は、何を言いわれているのか急には理解できません。初めて施術を受ける方や、特に高齢者にとってネイル用語は分かりにくいので、やさしくていねいに説明しましょう。

⑧　個人情報を守ること。

　　個人情報保護法を守りましょう。個人情報はその方が生きてこられた証、"財産"のようなものです。また、施術を受ける方にはなにがしかのハンディキャップや他人に知られたくないことを持っている方もいます。信頼関係が深まれば深まるほどプライベートな事柄に触れる機会が増えますが、個人情報の管理は特に厳重に行うべきです。

⑨　家庭を訪問する際は事前に連絡すること。

　　ネイルセラピーを受ける方のお名前や予約時間の確認のため、事前に電話などで確認しておきましょう。その際、ご家族の事情や、施術を受ける方の体調なども問い合わせをすること。現場に着いてからの急なキャンセル防止や、施術を受ける方の体調によっては短時間に施術を終わらなければならない場合があるかもしれません。また、事前に施術プログラムを組み立てられれば、よりスムーズな進行ができるようになります。

⑩　施術を受ける方をよく知ること。

　　家族から施術を受ける方の趣味・嗜好や、好みの話題をお聞きします。施術中の楽しい会話はスムーズな施術のクッションとなります。施術の際、話題が豊富なほどコミュニケーションがうまくいくようになります。

（5）施術面での注意事項

　実際の施術ではマニュアルでは対応できない様々な場面に出会いますが、施術を受ける方への注意事項をまとめておきます。

① 　施術を受ける方の姿勢の確保。

　　施術に入る前の準備として、施術を受ける方が座りやすいイスを用意し、ゆったりとした姿勢を確保します。車イスの場合は、転倒防止ストッパーをしっかり止めて固定しておくことが大切です。

② 　施術を受ける方の肘に手を添える。

　　施術者は、施術を受ける方を移動させる際や施術を行う場合、相手の手だけを引っ張るのではなく、必ず相手の肘に手を添えて移動、あるいは施術の位置を確保します。（手だけを引っ張ると転倒することもあり、危険です）

③ 　麻痺の方や指先の硬い方への対応。

　　麻痺の方の指は硬くて伸ばせないので、指先をタオルで挟んであげること。または、自分の指を挟み固定します。ただし、個人個人によって関節の動く範囲が異なりますので、無理な扱いは決してしないこと。これはハンドマッサージやフットマッサージの時でも同じです。

④ 　爪切りを使用する時の注意点。

　　爪切りを使う時は、恐怖感を与えないように、相手の顔を見ながら「大丈夫ですか？」「痛くないですか？」などと声掛けをします。お話ができない場合は相手の表情を見て判断しながら施術を進行します。

⑤ 　爪を絶対短く切りすぎないこと。

　　深爪をしぎると、感染菌に冒されたり、指先にケガをしやすくなります。深爪を防ぎ、指先を保護するためには、指先の先端から0.5mm〜1mm位爪を長く切り、ファイルをかけてスムーズにします。

⑥ 　爪の裏側もきれいに。

　　爪の裏側は汚れが溜まりやすい部位です。ガーゼできれいに汚れを落とし、清潔にします。特に麻痺のある場合は、爪の裏側の手入れをすることによって、爪下皮の伸び過ぎを防ぎます。

5. 家族や介護士とのコミュニケーション

（1）家庭でのネイルセラピーのすすめ

　ネイルセラピーは新しい仕事の領域です。ネイルケアを必要としている方々はもちろんですが、地域で働く介護士の方々やまだ知らないご家族の方々とコミュニケーションを取り、一人でも多くの方にネイルケアの必要性、有効性をアピールして普及を図ることも、ネイルセラピストとしての大切な役割です。次の2点を上げておきます。

① 　ネイルセラピーによるコミュニケーション

　家庭で高齢者や身体の不自由な方、認知症の方の介護をしている場合は、ホームケアの一つとしてネイルセラピーを定期的に行いましょう。ホームケアの方法を学んでいただき、向かい合って施術することで、より深いコミュニケーションがとれますし、家族の愛情をしっかり感じることのできる時間として喜ばれます。

② 　乳幼児へのネイルセラピー

　最近は、働く女性が多く、朝と夜しか子供と接する時間がないという母親も増加しています。一日中保育所に預け、帰宅後も家事で忙しいお母さんは、赤ちゃんや子供とゆっくり語り合ったり、触れ合ったりする機会が少ないため、疎外感と寂しさでストレスを感じる子供もいます。

　乳幼児の場合は、膝の上に抱き、乳幼児と向かい合って顔を見ながらネイルセラピーを行うことで、ゆっくりと親子の会話を交わすことができます。手を握り合い優しく声をかけながら施術しましょう。大きな安心感と愛に包まれて、子供の心に深い安堵感が生まれます。ネイルセラピーのホームケアを通して「真心を持って一人の人間としてお世話をする」それがとても大切な心構えです。

（2）家族に対するホームケア・アドバイスを

　ネイルセラピストは、家族のように施術を受ける方の日常生活に常時密着することはできません。定期的なケアとケアの間は家族の方におまかせするしかないわけです。施術の際にも、いつも清潔で快適な生活を送れるように、適切なアドバイスをしてさしあげるのもセラピストとしての心配りと言えましょう。（時には介護士へ申し送りすることが必要な場合もあると思います）

●家族の方がネイルセラピーを実践するにあたっての留意事項をまとめました。

① 笑顔で優しく接するようにしましょう。

② 快適な空間を利用しましょう。

　ａ．日当たりの良い部屋を選ぶ。

　ｂ．室温は快適な室温を保ちましょう。

　　人によって温度の感じ方が異なるので、施術を受ける方が一番快適に感じるよう、また、季節やその日の天候によっても変えていくようにアドバイスしましょう。

③ 「爪切り」をすることを恐がらせないように、準備の時から楽しく笑顔で明るい話題から始めるようにしましょう。また、好みのアロマの香りなどでリラックスできる環境を整えることも大切です。

④ 施術中は嫌な言葉や不愉快な話題を避け、明るく楽しい話題を選びましょう。

⑤ 聞き上手になりましょう。自分から積極的に話すことが少なくなる高齢者や痴呆症の方には、聞き役に回って、できるだけ話をさせてあげるようにしましょう。

⑥ 家族の方が施術をする際は、まず手を洗い、清潔な用具を使用し、冷たい手で触れないように、お湯で自分の手を温めてから行いましょう。

⑦ 高齢者も乳幼児も深爪にしないよう充分に気をつけてください。特に足の爪（拇指爪）は抵抗力の弱い人の場合、深爪をすることで感染菌に冒されやすくなります。

⑧ ネイルセラピーはメンタルケアでもありますから、家族だからといって絶対に乱暴に扱ったり、面倒くさそうに行ったりしないようにしましょう。

　　要介護者のお年寄りの場合、自宅でネイルセラピーを施すことで、手指のマッサージを習慣にしたり、硬くなった手指を動かすことで、リハビリとしての機能訓練にもなり、日常生活が楽しくなります。

⑨ 家庭の中にいても身だしなみは大切です。まず介護に当たる家族が認識し、心を込めて介護される方の身だしなみを整えてください。

⑩ 乾燥に注意しましょう。高齢者は皮脂不足から皮膚が乾燥し、かゆがる方が多いものです。ハンドクリームやボディローションなどをこまめに塗ってかゆみを軽減したり、室内の湿度に気をつけましょう。かゆみの原因が分からない場合は、専門医の診断を仰ぐようにして下さい。

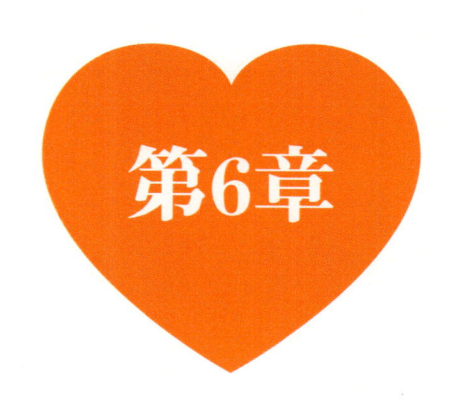

第6章

ハンドケア〈技術編〉

Nail Therapy

第6章　ハンドケア〈技術編〉

1. ネイルセラピー・カウンセリングシート（ハンド）

フリガナ 氏　名		生年月日		職業	
住　　所				TEL	

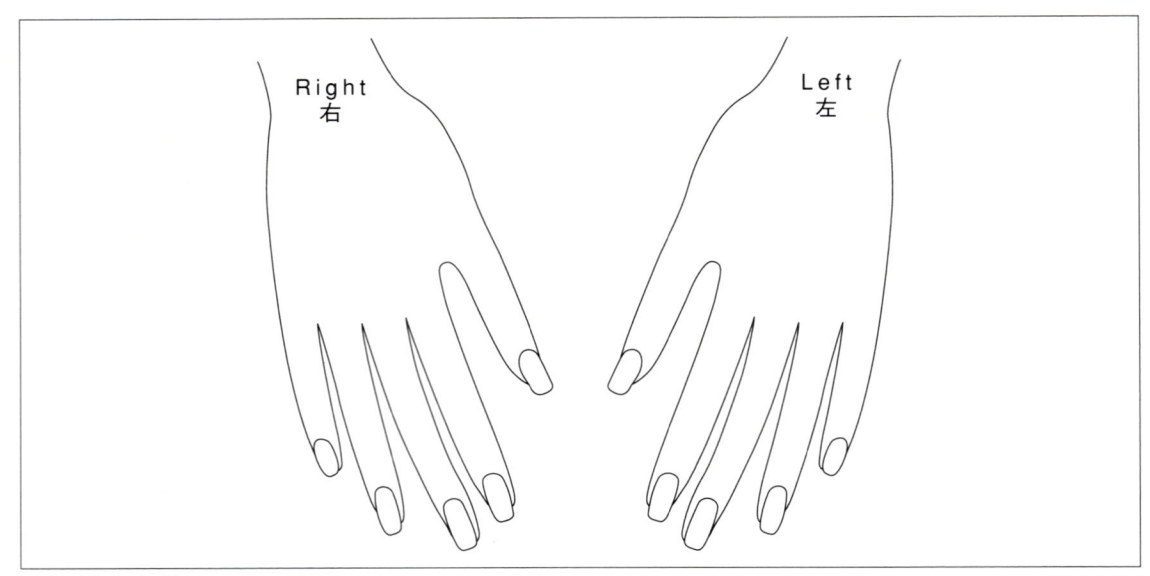

Right 右　　　　　　　　Left 左

●ネイルタイプ●

爪の質	・ドライ　　・ノーマル　　・ハード　　・トラブル　ある（　　　　　）　　ない
爪の形（フリーエッジ）	・スクエア　・スクエアオフ　・ラウンド　・オーバル　・ポイント　・その他（　　　）
爪の厚み	・薄い　　・普通　　・厚い　　・爪甲下角質増殖　ある（　　　　　）　　ない
ささくれ	・多い（　　　　指）　・少ない　　・ない
色　調	・淡いピンク　　・黄ばみ　　・白っぽい　　・青白い　　・その他（　　　　　）

●ハンドスキンタイプ●

肌　質	・乾燥肌　　・普通肌　　・敏感肌　　・トラブル　ある（　　　　）　　ない
カブレの経験	・ある（　　　　　　　）　　・ない
アレルギー	・ある（　　　　　　　）　　・ない

現在の病気	
既往症（過去の病歴）	
現在使用・内服している薬	・ある（　　　　　　　）　　・ない

●MEMO●

■ ネイルセラピー・カウンセリングの目的とその重要性

　施術を行う際に、施術を受ける方の爪の状態と肌の状態をよく観察しながらお話をお伺いし、施術を受ける方のご要望や体調を確認しましょう。そして、詳細にその内容をカウンセリングシートに記入し、適切な施術が行えるようにメニューを組み立てましょう。

　また、爪の病気や皮膚のトラブルがある場合には専門医の診断を受けるようにすすめましょう。正しいカウンセリングによって、最も適した施術を提供できるのです。

●カウンセリングシートの記入法

　施術を受ける方とお話しする時は、笑顔で相手の表情を見ながら、優しい声で、分かりやすい言葉で話すように心がけましょう。（第5章 p.59　施術者のマナー10ヵ条参照）

1 ネイルタイプの分析

　①爪の質………………………適度な強度があるか、トラブルの有無のチェックも。縦筋、横溝の有無などもチェック。

　②爪の形（フリーエッジ）…ライフスタイルとその方に似合っている形であるかどうかのチェック。

　③爪の厚み……………………厚みのチェック。

　④ささくれ……………………乾燥の程度をチェック。

　⑤色調…………………………爪の色をチェック。

2 ハンドスキンタイプの分析

　①肌質…………………………乾燥の程度やスキントラブルをチェック。

　②カブレの経験………………カブレの経験とその原因について。

　③アレルギー…………………アレルギーがある場合は、その原因について。

3 健康状態について

　①現在の病気…………………その日の体調と病気について。

　②既往症（きおうしょう）……………………過去の病歴について。

　③薬……………………………現在使用または内服している薬について。

4 MEMO

　○施術メニューの詳細。

　○ホームケアアドバイス。

　○施術を受けている時の様子や趣味や好みなど。

※個人情報保護法
　カウンセリングシートは施術を受ける方の大切な個人情報です。適正に管理し、ネイルセラピー以外の目的で使用してはいけません。特に、パソコンでデータにしている場合も、紛失したりデータの盗難などに合わないよう、厳重な管理が必要です。

2. ハンドケアを行う準備

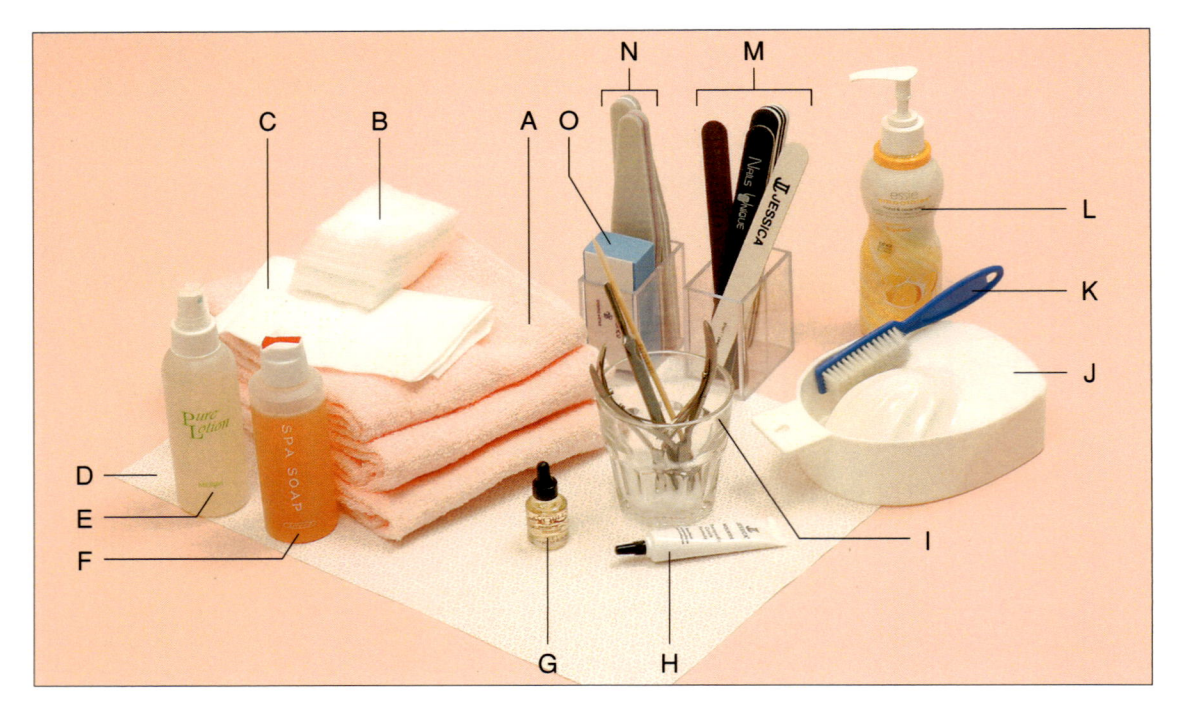

A　タオル（大、小）

B　コットン

C　ガーゼ

D　ペーパータオル

E　**消毒剤**…………施術者と施術を受ける方の手指を消毒する。

F　**液体ソープ**……フィンガーボールの湯の中に洗浄を目的に加える。

G　**ネイルオイル**……爪と爪周りの皮膚の保湿剤。

H　**キューティクルクリーム**……爪周りの角質を柔らかくし、乾燥を防ぐ。

I　**液体消毒器（ウェットステリライザー）**……ネイルニッパー（爪切り）、キューティクルニッパー、メタルプッシャーなどの金属類やウッドスティックなど、直接皮膚に接する道具を衛生的に管理する。

J　**フィンガーボール(or洗面器)**……適温の湯に液体ソープを少量入れる。

K　ネイルブラシ

L　ハンド＆ボディローション

M　**エメリーボード**……爪の長さ、形を整えるために用いる。

N　**スポンジファイル**……爪の表面を滑らかに整えるために用いる。

O　**シャイニングバッファ**……爪の表面を磨き、光沢を出すために用いる。

3.施術を受ける方の準備

A ベッドで寝たままの状態で施術を行う場合

　ベッドで寝たままの状態でハンドケアを行う場合は、施術を受ける方の体位を横向きの状態にします。その際、背中に枕やクッションなどで背当てをして、無理のない姿勢で施術を受けて頂けるようにしましょう。

　また、手浴を行うので袖口の処理や防水シートなどのビニールを下に敷くとよいでしょう。

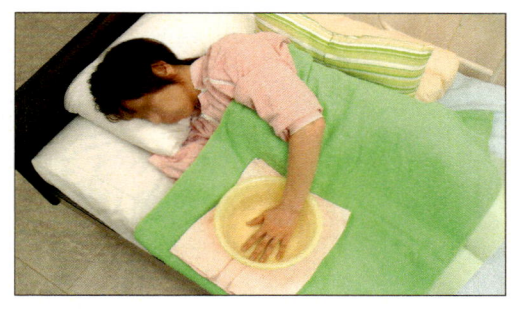

［手浴①］
ベッドの上に直接、洗面器を置き、横向きの状態で上になる手を洗面器に入れます。

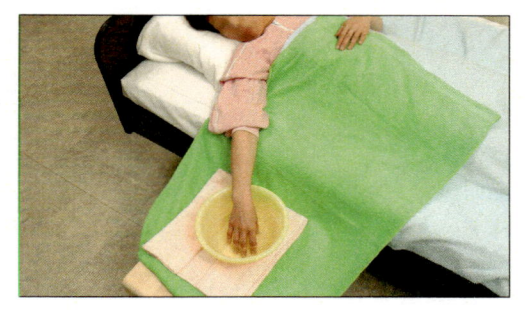

［手浴②］
仰向けの状態にして、ベッドから少し離れた低い位置に洗面器をセットして行います。

B ベッドで上体を起こして施術を行う場合

　ベッドで上体を起こし、施術を行う場合、施術者は、施術を受ける方の両側にその都度移動して行うようにしましょう。

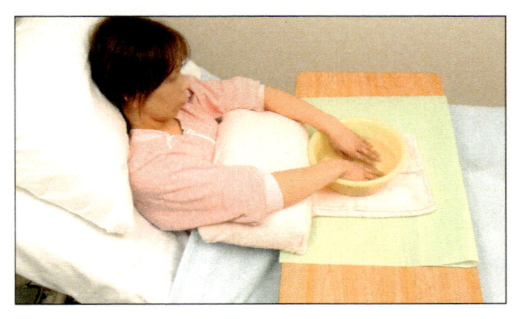

［手浴③］

●上体を無理なくリクライニングし、ベッド用のテーブルの上に洗面器を置きます。
　また、両腕に負担がかからないように、枕やクッションなどを挟みましょう。

C 手浴を行うのが困難な場合

　手や足に麻痺の症状があり、特に指先にまでその症状がある場合は、手浴の姿勢をキープするのが難しいので、ウエットタオルで手掌全体を包み、ジップタイプのビニールに入れて時間をおきます。

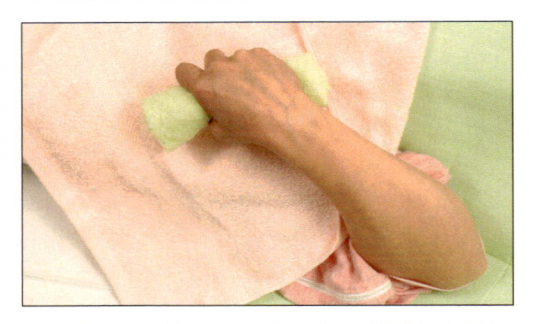

①麻痺している手にウエットタオル（適温）を握らせます。

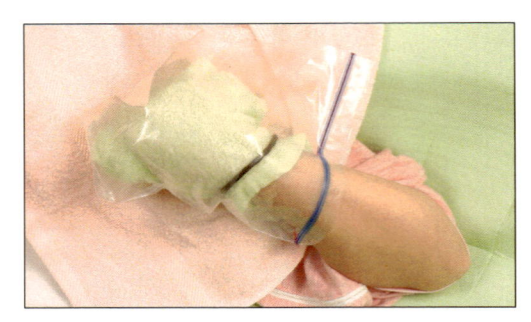

②手全体をウエットタオルで包み、タオルがずれないよに手首の部分にゴムをかけます。（ゴムはきつすぎないように注意します）

D 車イスに座ったまま施術を行う場合

　車イスは、前輪の小さなタイヤと、後輪の大きなタイヤからできています。前輪の小さなタイヤの向きで、静止した際の安全が確保されます。必ず前輪は前向きになっているか確認し、ストッパーをかけましょう。

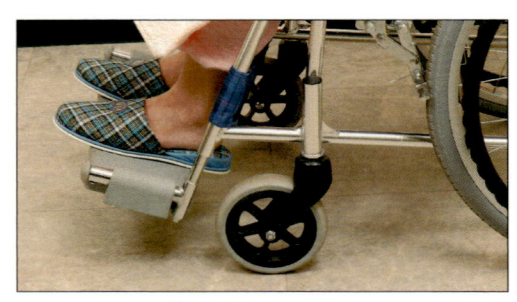

◎ 安全な前輪の向き

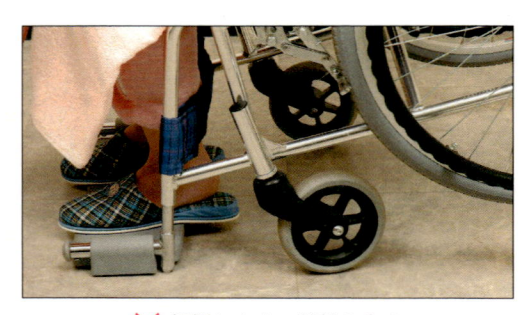

✕ 転倒しやすい前輪の向き

> **介護アドバイザーからのチェックポイント**
> 介護を必要とされる方の体の状態は常に一定であるとは限りません。細心の注意を払って、施術を受ける際に負担にならない楽な姿勢を確保して行いましょう。

4.ハンドケアテクニック

STEP1 消毒

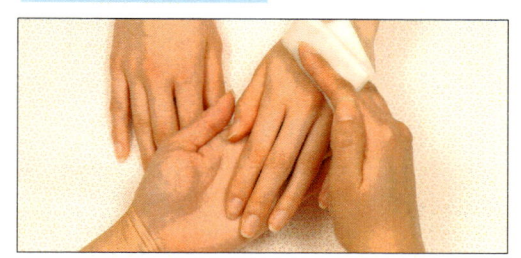

①手指消毒

● 施術者は、まず自分の手指を消毒し、続いて施術を受ける方の手指を消毒します。
消毒剤をコットンに含ませて手の甲、手の平、指間、指先まで擦式清拭消毒を行います。（その他の消毒は第5章p.52 手と足の消毒法参照）

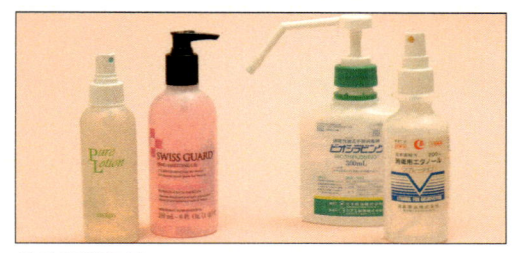

②手指消毒剤

● 手指消毒に用いる消毒剤は、様々な種類があります。
消毒用エタノール(76.9%〜81.4%）は、手指及び器具消毒の両方に適しています。

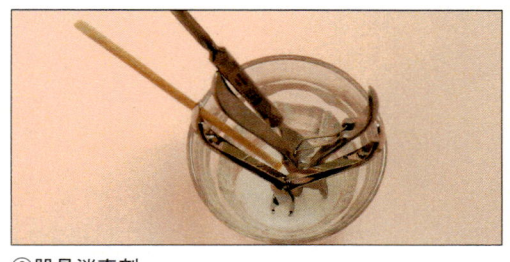

③器具消毒剤

● 施術を行う前の準備として、直接、皮膚に接する金属類の道具などは、液体消毒器に入れて使用しましょう。

液体消毒器＝ウエットステリライザー
ガラスなどの容器の底に、コットンを敷いてニッパーの刃先が浸る程度の量の消毒剤（金属類の消毒に適した化学薬品）を入れて使用します。

STEP2 ハンドケア・カウンセリング

　手指消毒の後、手と爪の状態を見て、触れて、施術を受ける方のお話をよく聞いて、その内容をカウンセリングシートに記入しましょう。（第6章p.66 ネイルセラピー・カウンセリングシート参照）

〈ハンドケア・カウンセリングのチェックポイント〉

【ネイルタイプ】

乾燥（ドライ）	・爪甲が薄い ・フリーエッジが薄く弱い。乾燥して割れやすい ・縦筋が多く見られる
普通（ノーマル）	・爪甲の厚みが標準的な厚さ ・柔軟性があり、割れたり、折れたりするトラブルが少ない
硬くて丈夫（ハード）	・爪甲が厚く、硬く、丈夫 ・爪甲は硬いが柔軟性がない

【ハンドスキンタイプ】

乾燥肌	・ささくれができやすく、キューティクルも乾燥しやすい ・水仕事が多い
普通肌	・適度な水分と油分を保ち、なめらかな状態である ・色素沈着も少ない
敏感肌	・カブレたことがある ・化粧品でかゆみ、発赤が出たことがある ・花粉症などの既往症

STEP 3　爪の長さと形を整える（カット＆ファイル）

　自爪（ナチュラルネイル）を削る時には、エメリーボードを使用します。エメリーボードは、板（ボード）の上に紙ヤスリ（サンドペーパー）を貼り合わせたものです。自爪に適したグリッド数（紙ヤスリの目の粗さ）は、150〜240グリッド程度です。使用する前には、エッジ部分を滑らかに削りましょう。エッジの処理をしないと、皮膚を傷つけることがあります。

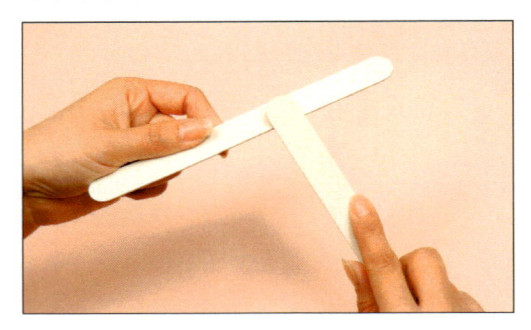

①エメリーボードでエッジ（際）を滑らかに整えます。

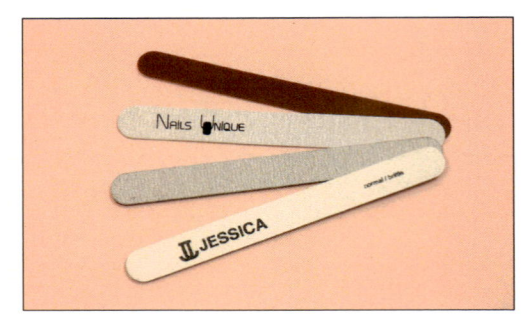

様々なエメリーボードから適したグリッド数を選びます。

■ 爪の長さを整える ■

爪を切る時の注意

　爪切りやネイルニッパーを使って爪を切る時は、事前にフィンガーボールまたは洗面器に適温の湯と少量の液体ソープを入れて、指先を浸しましょう。指先に水分を含ませ、爪を柔らかくした後で切ります。乾燥した状態で爪を切ると、爪先が割れるなどのトラブルの原因となります。

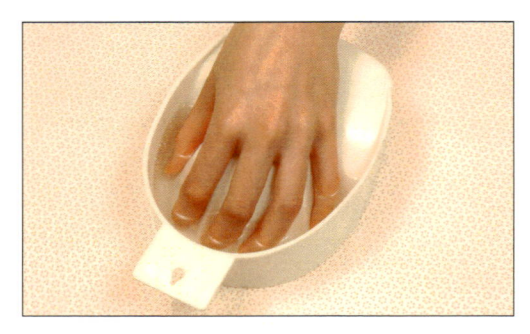

②フィンガーボールに指先を浸します。

〈アロマ効果をプラスした手浴〉

フィンガーボールにアロマのエッセンシャルオイル（精油）を2〜3滴加えるだけで、アロマ効果が得られます。基本的には施術を受ける方に適した効果と好みの香りのエッセンシャルオイルを選びましょう。手浴に適した精油———ラベンダー油、ゼラニウム油、サンダルウッド油、バラ油（乾燥を防ぎ、リラックスさせる効果）

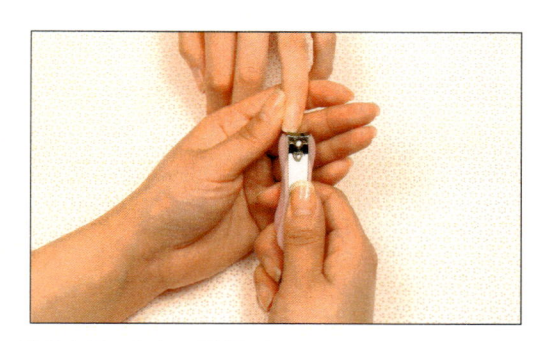

③爪を切ります。（爪切り）

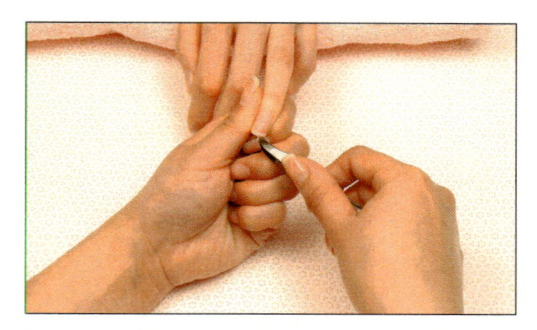

④爪を切ります。（ネイルニッパー）

※爪を切る時は、サイドから少しずつカットしましょう。

■ 爪の形を整える（ファイル） ■

●ライフスタイルや好みに合うフリーエッジに仕上げましょう

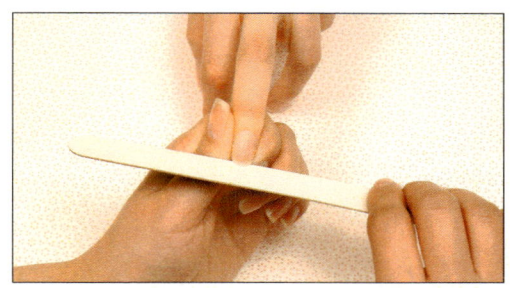

⑤エメリーボードで先端を整える。爪の厚みに対して
エメリーボードを90度に当て、一方向にエメリーボ
ードを動かして削ります。

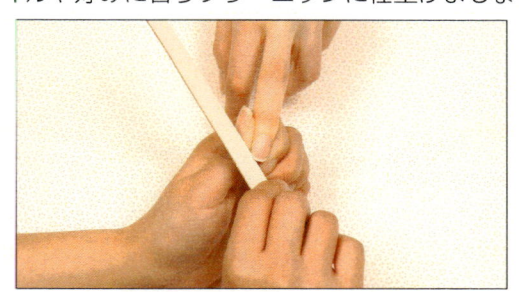

⑥サイドからセンターに向けてファイルします。

〈フリーエッジの形と特徴〉

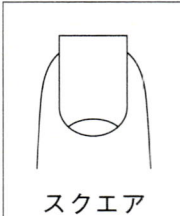

スクエア

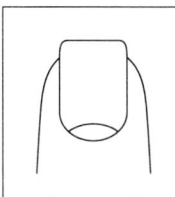

スクエア・オフ

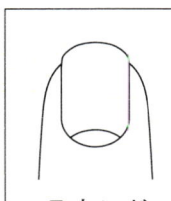

ラウンド

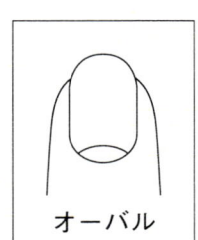

オーバル

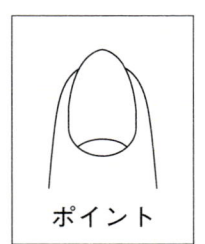

ポイント

スクエア…………爪の先端、側面がストレートな形。ナチュラルネイルでは角が引っかかりやすい。

スクエア・オフ…スクエアの形のコーナーを丸くした形。衝撃に強い。

ラウンド…………爪の側面はストレートで、先端のみゆるやかなカーブ。衝撃に強い。

オーバル…………全体的にだ円（長丸）の形。側面から削っているので衝撃に弱い。

ポイント…………先端がとがって細い形。側面から深く削っているので、衝撃に最も弱い。

STEP 4　爪周りのケア（キューティクルクリーン）

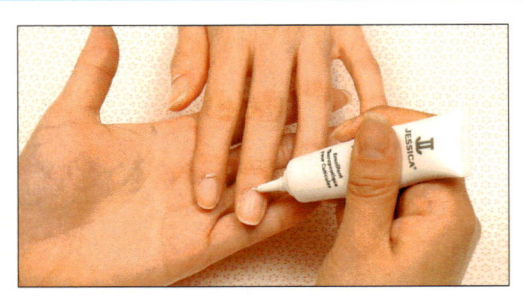

①片手のファイルが終わったらキューティクルクリームを塗布します。

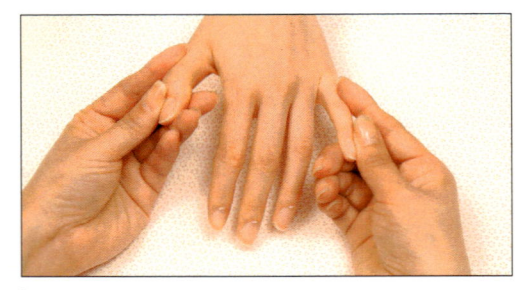

②キューティクルクリームを爪周りになじませマッサージを行います。
　順序は、1. 親指と小指
　　　　　2. 人差し指と薬指
　　　　　3. 中指ともう一度親指

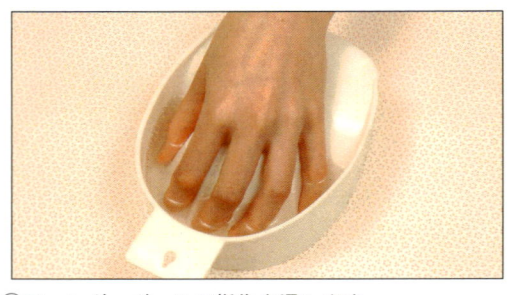

③フィンガーボールに指先を浸します。

〈爪周りの角質を柔らかくする〉

●フィンガーボールまたは洗面器に適温の湯と液体ソープを入れて、指先を浸し、爪周りの角質を柔らかくします。片手をフィンガーボールに浸している間に、残りの片手のファイルを行います。

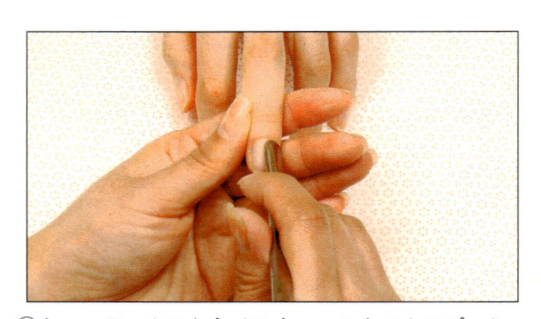

④キューティクルとネイルウォールをメタルプッシャーでプッシュアップ（押し上げる）します。

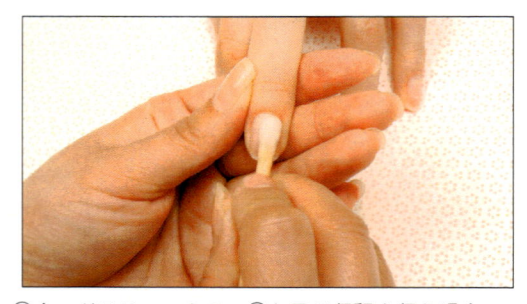

⑤ウッドスティックで、④と同じ行程を行う場合。

キューティクルプッシャーの注意

　爪を痛める最大の原因は、後爪郭へのダメージです。キューティクルは爪甲と後爪郭に接着している大切な部位です。強い刺激にならないように細心の注意を払いましょう。プッシャーの角度は、45度〜90度位を保ち、先端を水で濡らしながら優しく押し上げます。

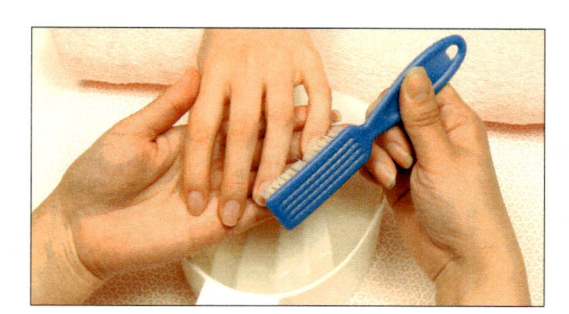

⑥ブラシダウンを行います。

〈仕上げの前に〉

● 爪周りの仕上げの前に、ブラシダウンを行います。ネイルブラシで爪の表面と裏面の汚れを落とします。

〈ガーゼクリーン〉

● 施術者の親指または人差し指にガーゼを巻き付けて、十分に水分を含ませて爪周りのクリーンを行います。
　Ⓐキューティクルとネイルウォール。
　Ⓑ爪の裏側の爪下皮を優しくプッシュダウン（押し下げる）。
　Ⓒ両側面のストレスポイントに抜く。
　Ⓓ爪の先端のバリ（ファイルかす）を取り除きます。

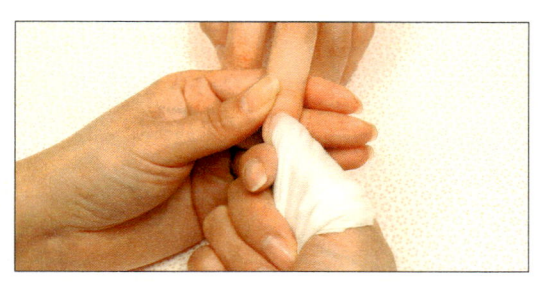

⑦ガーゼクリーン（爪周り）

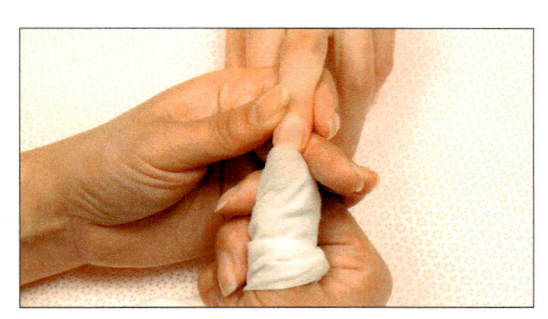

⑧ガーゼクリーン（爪の裏側）

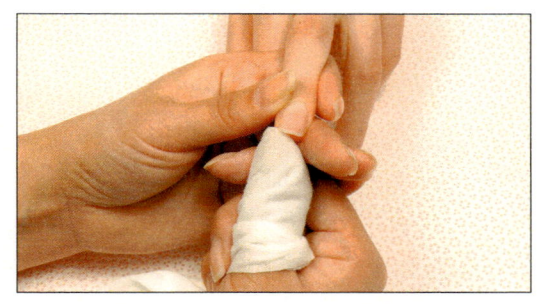

⑨ガーゼクリーン（ストレスポイント部分）

〈キューティクルニッパーの使い方〉

● ささくれや、硬くなったり、白く浮いている角質は、キューティクルニッパーで根元部分から鋏んでカットします。その際、ガーゼで充分に水分を含ませて切りすぎないように細心の注意を払いましょう。キューティクルニッパーを持つ施術者の利き手が震えないように、しっかりと固定しましょう。

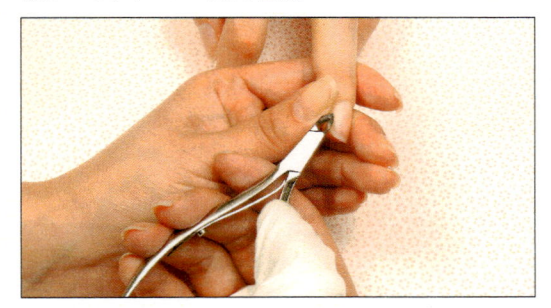

⑩キューティクルニッパーでささくれまたはルースキューティクル（白く浮いている角質部分や硬い部分）をカットします。

STEP 5 　爪磨き（バッフィング＆シャイニング）

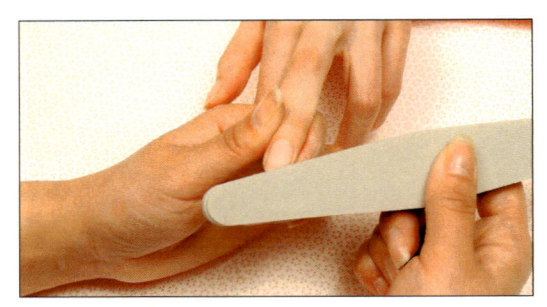

①爪表面の縦筋をスポンジファイルで滑らかにします。

〈ファイルの注意〉

●爪表面の縦筋は、老化と乾燥が主な原因です。爪表面が滑らかな状態になるように、スポンジファイルで軽く整えます。削り過ぎて爪甲が薄くならないように注意しましょう。

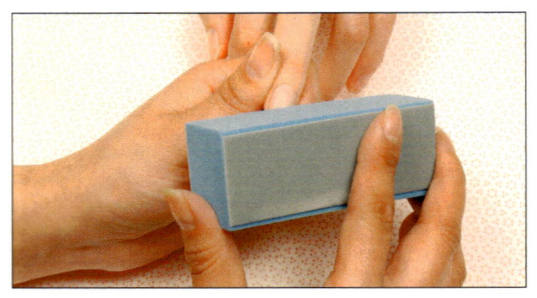

②シャイニングバッファで磨きます。
　①グレー面でバッフィング。
　②ホワイト面でシャイニング。

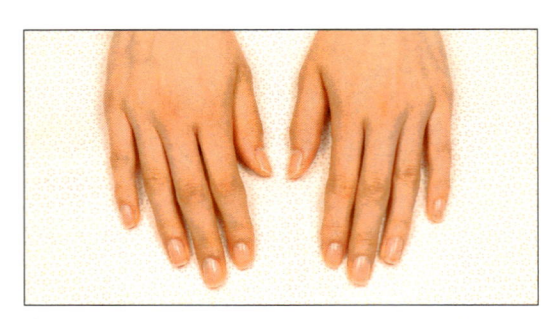

③仕上がり

爪を磨く心理的効果

　爪表面を磨いて仕上げることは、爪に美しい光沢を与え、豊かな表情をプラスさせる効果があります。

　爪は、加齢的変化から爪甲に縦筋が現れますが、その縦筋をスムーズに整え、美しく輝きのある爪に変えてみましょう。施術を受ける方は、艶やかに美しく輝きのある爪に仕上がったことを自分の目で確かめ、きっと喜んでくださることでしょう。

STEP 6　ハンドマッサージ

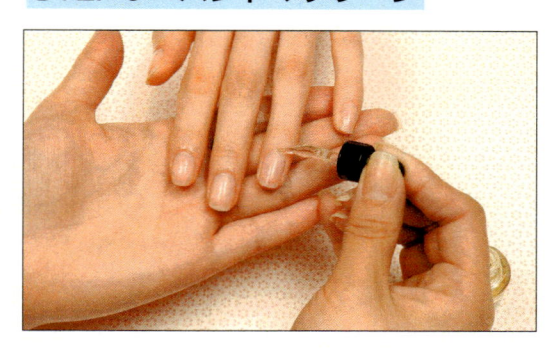

①ネイルオイルを塗布します。爪周りにネイルオイルをなじませます。

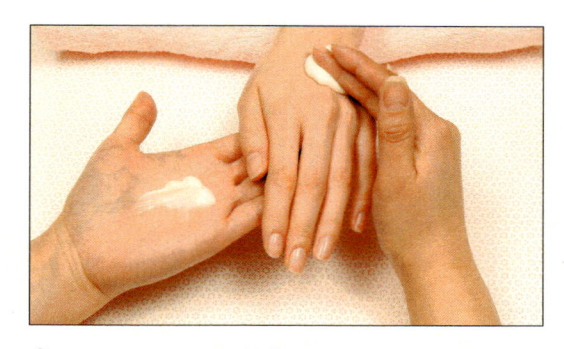

②ハンドローションを塗布します。手全体にハンドローションを伸ばします。

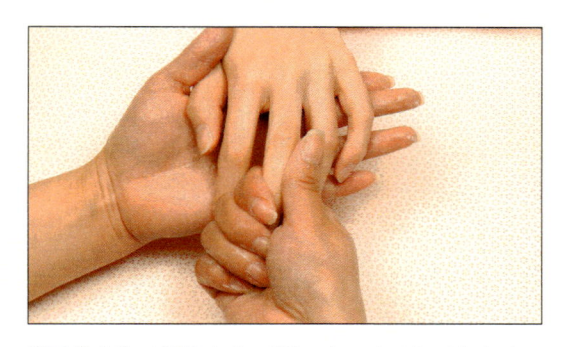

③手掌全体で軽擦する。(軽いタッチでなでさする〜指先の方向へ)

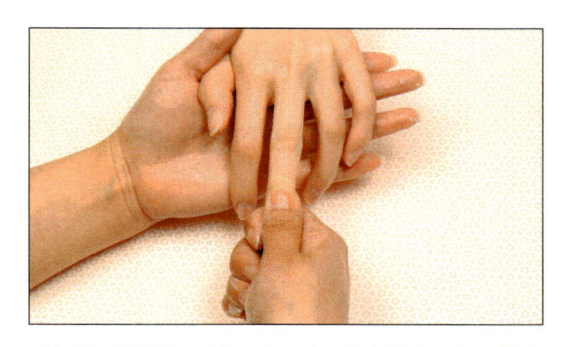

④各指の強擦法。(強いタッチで円を描くように行う。指の付け根〜指先まで)

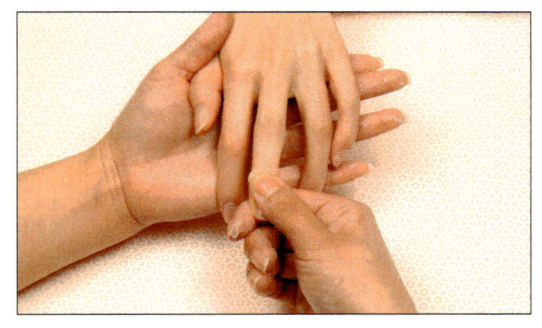

⑤各指のけん引。(指を上下、左右に挟み、拇指で圧迫、指の付け根〜指先の方向へ引っぱります)

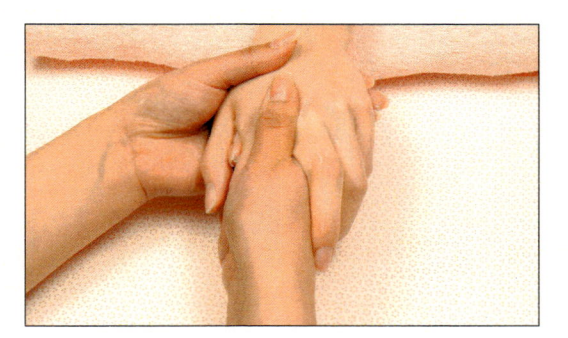

⑥指間の圧迫。(中手骨の間をします)

［ ハンドマッサージの注意点 ］

　ハンドマッサージを行うことで、疲れを癒し、リラクセーション効果を与えますが、施術を受ける方の立場で、決して無理をしないように気をつけましょう。心地よいと感じるタッチは個人差とその日の体調によっても大きく左右されます。(第5章 p.56　マッサージ理論参照)

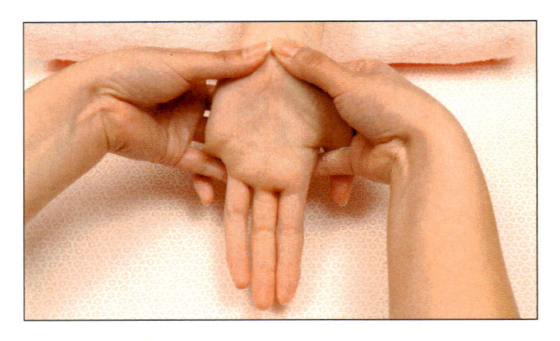

⑦手関節をストレッチさせる。（手掌を上下に向けて、指と小指を反らせます）

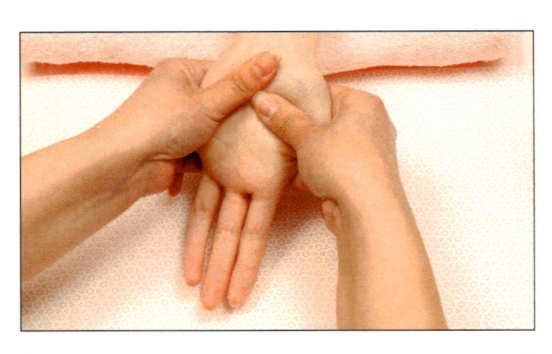

⑧手掌の強擦。（"人"の字を書くように両拇指で強擦します）

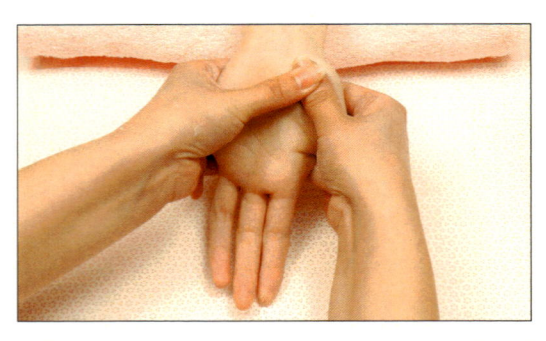

⑨母指球、小指球を圧迫。（特に、親指側の付け根、母指球を圧迫します）

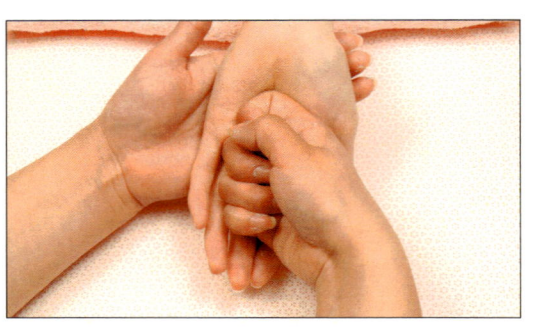

⑩ 労宮のツボを圧迫。（疲れを癒すツボ"労宮"を指の第二関節を曲げて圧迫します）

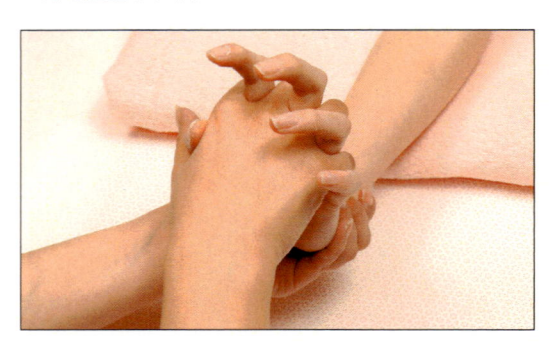

⑪手関節の運動法　その①
　　（手関節を支えながら指を組んで手関節を内転、外転します）

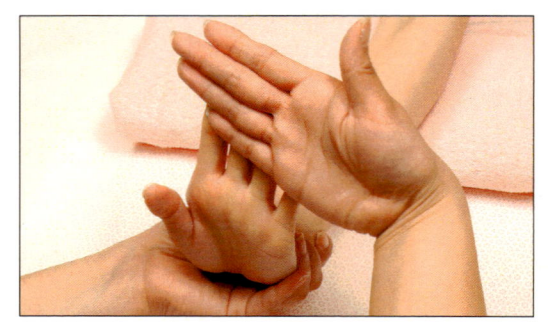

⑫手関節の運動法　その②
　　（手関節を支えながら指の付け根、指全体を反らします）

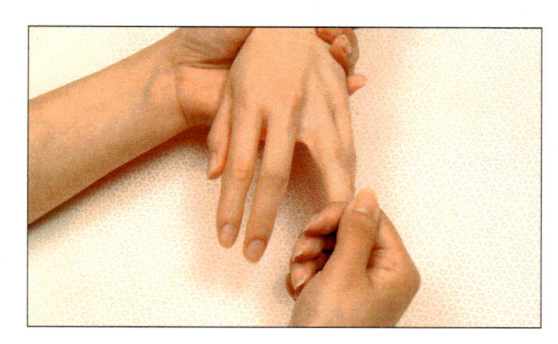

⑬各指の運動法。（爪の根元を挟んで持ち内転、外転を行う）

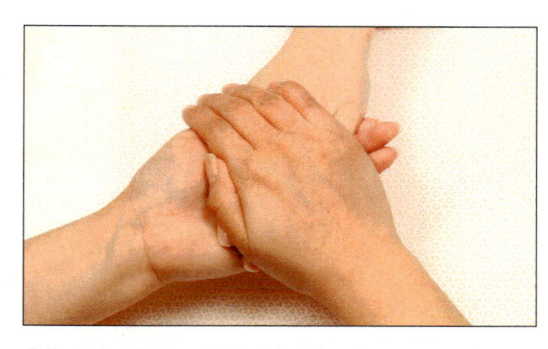

⑭抜き手で終了。（手掌全体を包み込むように挟み、指先方向へ抜き終了）

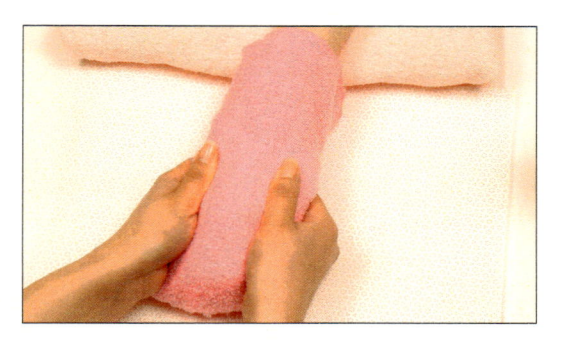

⑮スチームタオルで包みます。

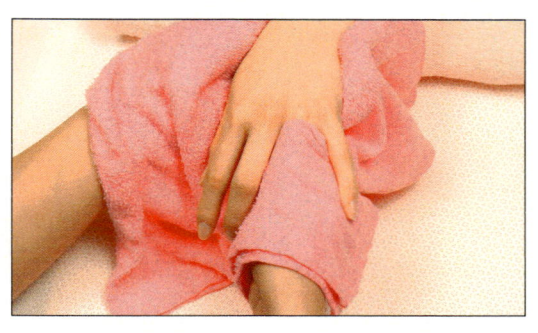

⑯手掌全体、各指と細部を拭き取ります。

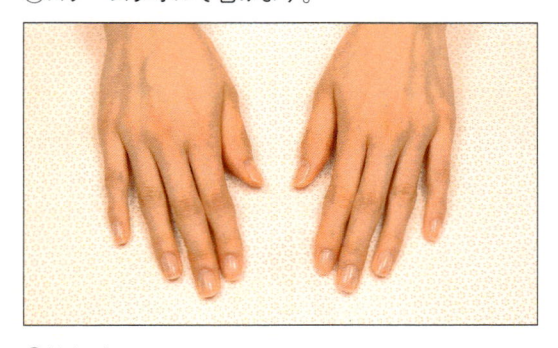

⑰仕上がり。

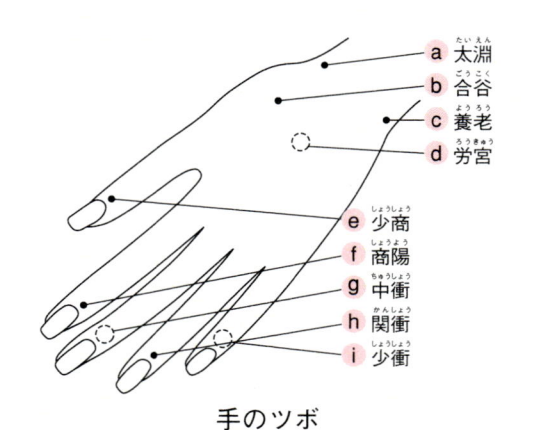

a 太淵（たいえん）
b 合谷（ごうこく）
c 養老（ようろう）
d 労宮（ろうきゅう）
e 少商（しょうしょう）
f 商陽（しょうよう）
g 中衝（ちゅうしょう）
h 関衝（かんしょう）
i 少衝（しょうしょう）

手のツボ

手のツボと効果

a．太淵………冷え症
b．合谷………肩コリ、頭痛、便秘など
c．養老………腕の痛み、尺骨神経マヒ
d．老宮………神経を鎮め、疲労回復
e．少商………手足のしびれ、のどの痛み

f．商陽………耳鳴り
g．中衝………心臓病、視力低下
h．関衝………頭痛、めまい
i．少衝………手足のしびれ

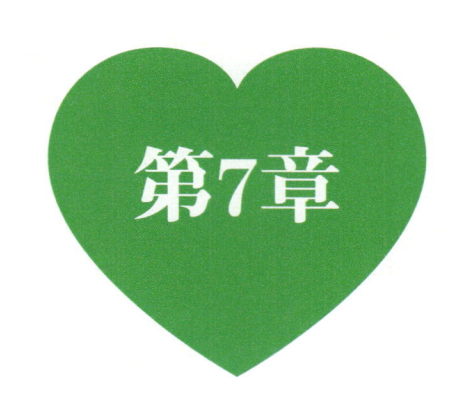

フットケア〈技術編〉

Nail Therapy

第7章　フットケア〈技術編〉

1.ネイルセラピー・カウンセリングシート（フット）

フリガナ 氏　名		生年月日		職業	
住　　所				ＴＥＬ	

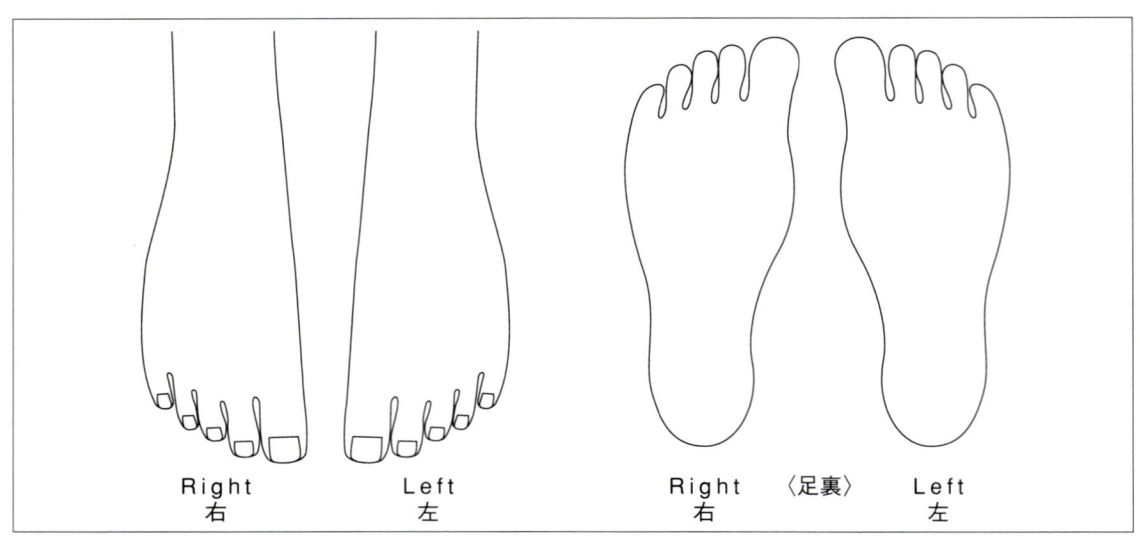

Right　　　　　　　　Left　　　　　　　　Right　　〈足裏〉　　Left
右　　　　　　　　　左　　　　　　　　　右　　　　　　　　　左

●ネイルタイプ●

爪の質	・ドライ　　・ノーマル　　・ハード　　・トラブル　ある（　　　　　　　）　　ない
爪の形（フリーエッジ）	・スクエアオフ　　・その他（　　　　　　　　）
爪の長さ	・長い　　・ちょうど良い　　・短すぎる　　・その他（　　　　　）
爪の厚み	・薄い　　・普通　　・厚い　　・爪甲下角質増殖　ある（　　　　　）　　ない
色　調	・淡いピンク　　・白っぽい　　・黄ばみ　　・青白い　　・その他（　　　　　）

●フットスキンタイプ●

肌　質	・乾燥肌　　・普通肌　　・敏感肌　　・トラブル　ある（　　　　）　ない
角質肥厚	・ある（場所　　　　　　　）　　・ない
カブレの経験	・ある（　　　　　　）　　・ない
アレルギー	・ある（　　　　　　）　　・ない

現在の病気	
既往症（過去の病歴）	
現在使用・内服している薬	・ある（　　　　　　　）　　・ない

●MEMO●

■ ネイルセラピー・カウンセリングの目的とその重要性

施術を行う際に、施術を受ける方の爪の状態と肌の状態をよく観察しながらお話をお伺いし、施術を受ける方のご要望や体調を確認しましょう。そして、詳細にその内容をカウンセリングシートに記入し、適切な施術が行えるようにメニューを組み立てましょう。

また、爪の病気や皮膚のトラブルがある場合には専門医の診断を受けるようにすすめましょう。正しいカウンセリングによって、最も適した施術を提供できるのです。

● カウンセリングシートの記入法

施術を受ける方とお話しする時は、笑顔で相手の表情を見ながら、優しい声で、分かりやすい言葉で話すように心がけましょう。（第5章 p.59　施術者のマナー10ヵ条参照）

1 ネイルタイプの分析
- ①爪甲下角質………………………分厚くなっていないか。爪甲の下の角質肥厚の有無をチェック。
- ②爪の質……………………………トラブルの有無のチェック。
  縦筋、横溝の有無などもチェック。
  分厚くなっていないか。感染の有無もチェック（すべての爪かまたは特定の爪か）
- ③爪の形（フリーエッジ）…スクエアオフになっているか。
- ④爪の長さ…………………………深爪または伸びすぎていないか。
- ⑤爪の厚み…………………………適度な厚みがあるか。
- ⑥色調………………………………爪の色をチェック。

2 フットスキンタイプの分析
- ①肌質………………………………乾燥の程度やスキントラブルをチェック。
- ②角質肥厚…………………………タコ、魚の目などのチェック。
- ③カブレ経験………………………カブレの経験とその原因について。
- ④アレルギー………………………アレルギーがある場合はその原因について。

3 健康状態について
- ①現在の病気………………………その日の体調と病気について。
- ②既往症……………………………過去の病歴について。
- ③薬…………………………………現在使用・内服している薬について。

4 MEMO
- ○施術メニューの詳細。
- ○ホームケアアドバイス。
- ○施術を受けている時の様子や趣味や好みなど。

※個人情報保護法
　カウンセリングシートは施術を受ける方の大切な個人情報を記録します。適正に管理し、ネイルセラピー以外の目的で使用してはいけません。パソコンでデータ管理している場合も、紛失したりデータの盗難などに合わないよう、厳重な管理が大切です。

2. フットケアを行う準備

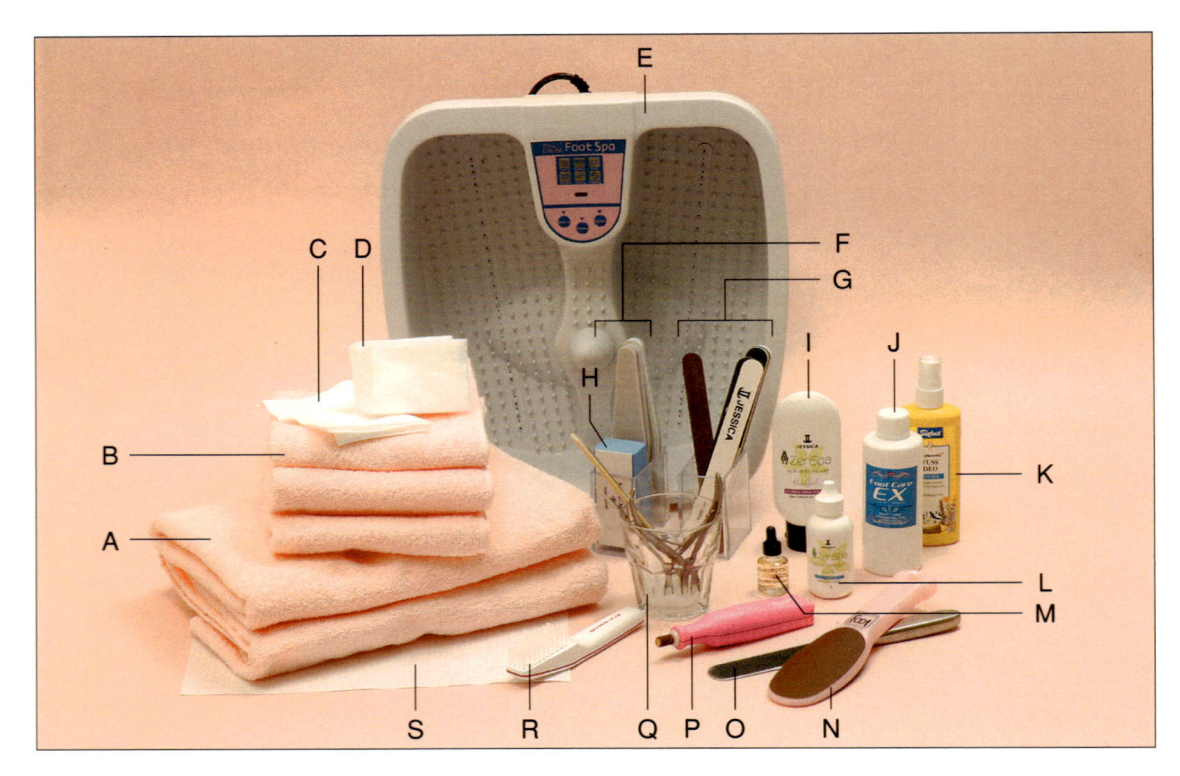

A バスタオル
B タオル
C ガーゼ
D コットン
E フットバスor洗面器
F スポンジファイル
G エメリーボード
H シャイニングバッファ
I **フットバス用ソープ**……足の洗浄と抗菌を目的に、フットバスに少量加える。
J **角質柔軟剤**……硬くなった角質を柔らかくし、角質ケアの際に用いる。
K **足用消毒剤**……足専用の消毒剤。
L **キューティクルリムーバー**……爪周りの角質を柔らかくする。
M **ネイルオイル**……爪と爪周りの皮膚のトリートメント。
N **フットファイル**…………………………… } 足底の角質肥厚した部分をなめらかに削って
O **フットファイル（使い捨てタイプ）**… } 整える
P **マシーン**……先端のアタッチメントを用途に合わせて取り替える。（ファイル、角質ケア用など様々なものがある）
Q **液体消毒器**……トゥニッパー、キューティクルニッパー、メタルプッシャー、スクープなどの金属類やウッドスティックなど直接皮膚に接する器具類を衛生的に管理する。
R ネイルブラシ
S ペーパータオル

3.施術を受ける方の準備

A ベッドに寝たままの状態で施術を行う場合

　ベッドに寝たままの状態でフットケアを行う場合は、施術を受ける方の体を仰向けの状態にして、膝の下に枕やクッションなどを挟みます。また、両足が安定するようにバスタオルで両足を巻いて固定します。

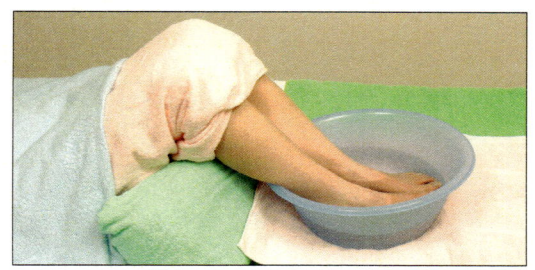

〔足浴①〕
仰向けの状態で膝を高くし、ベッドの上に直接洗面器を置いて行う。

●膝を高くしたポジションから無理のない位置に足浴の洗面器またはフットバスをセットします。

B 車イスに座った状態で施術を行う場合

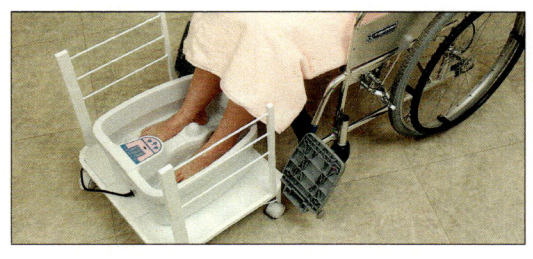

〔足浴②〕
座った状態で無理なく足浴が行えるようにフットケア専用のストッパー付キャスターを使用する。

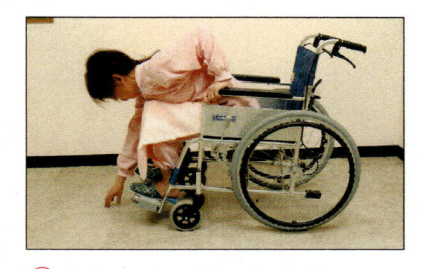

◎ 安全な前輪の向き

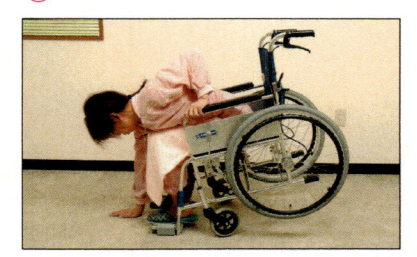

✕ 転倒の危険がある前輪の向き

4. フットケアテクニック

STEP 1　足　浴

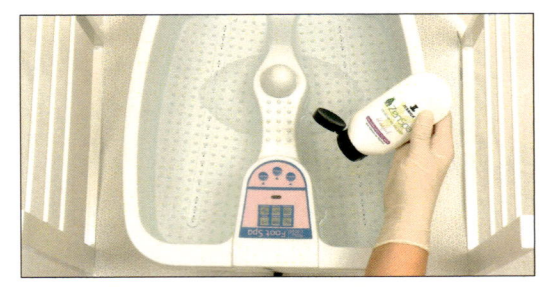
①足浴の準備

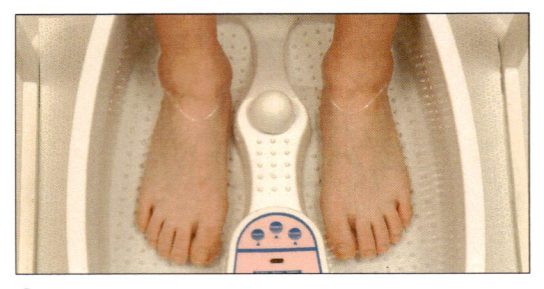
②足浴。

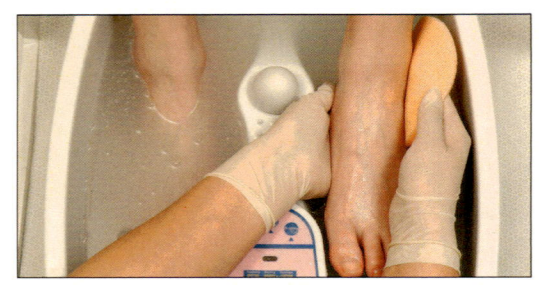
③足のクレンジング。

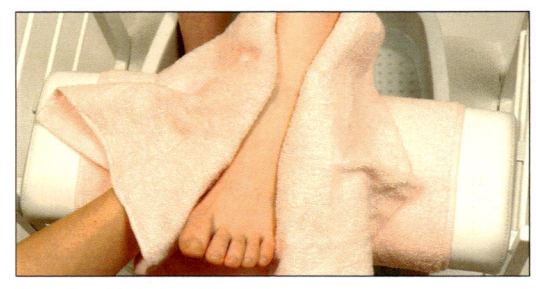
④タオルドライ、拭き取り。

● フットバスまたは足浴に適した大きさの洗面器に、適温の湯（36℃程度）を用意し、フットソープ（足浴剤）を入れます。
フットソープは足の洗浄、爪と肌を柔らかくする効果があります。

〈アロマ効果をプラスした足浴〉

フットバスにアロマのエッセンシャルオイル（精油）を5～6滴加えるだけで、さまざまな効果を得られます。
夏──ペパーミント油（天然のメントールにより足を冷やす効果）
冬──マートル油（足を楽にし温める効果）
　足のいやな匂い──サイプレス油、ジュニパー油、ティートリー油（天然のデオドラント効果）

● フットバスには、湯が冷めないように保つヒーティング機能、バイブレーション機能、空気圧のバブルリング機能など多目的な効果があります。
足浴の時間は、5～10分程度が目安です。

● 足浴の際に、足全体をきれいに洗いましょう。指の間、指の付け根など、汚れがたまりやすい部分をていねいに、スポンジなどでクレンジングしましょう。

● 片足ずつタオルドライをし、水分を拭き取ります。その際、爪の長さ、形、トラブルの有無の確認、角質肥厚の状態、皮膚疾患などについてよく観察しましょう。

STEP 2　消　毒

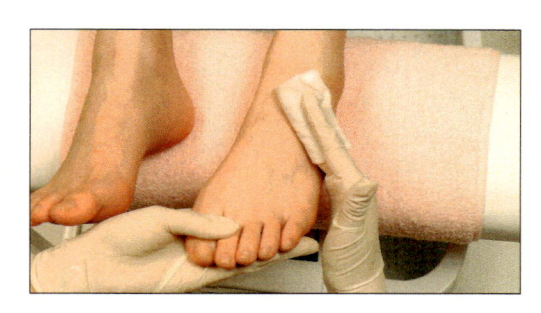

①消毒。

●足全体をていねいに消毒します。コットンに消毒剤を含ませて清拭を行います。足背、指、爪、指の間、指の付け根、足底、かかとまで、ていねいによく観察しながら清拭しましょう。

STEP 3　フットケア・カウンセリング

　フットケア・カウンセリングは、足浴を行い消毒後に、足と爪の状態をよく観察して、カウンセリングシートに記入しましょう。

〈フットケア・カウンセリングのチェックポイント〉

フットケア・カウンセリング部位	チェックポイント
〈ネイルコンディション〉 　爪の状態	・長さ　・形　・厚み　・色調 ・横溝の有無　・縦筋の有無 ・爪のトラブルの有無など
〈スキンコンディション〉 　肌の状態	・かぶれの有無　・角質肥厚　・乾燥の有無 ・皮膚疾患の有無など
〈施術を受ける方のその日のコンディション〉	体調　良好　普通　不調 気分　優れている　普通　優れてない
〈ホームケアアドバイス〉	施術を受ける方へ または家族の方や介護士へ

> **Dr. 東のチェックポイント**
> 　爪の厚み、色調などに異常を認めた場合、感染症などのトラブルがある場合が考えられます。また、足指の間や指の付け根にも異常がないか、注意しましょう。
> 　施術を行う人の衛生と安全を守るためにグローブ（ゴム手袋）を着用しましょう。

STEP 4　足の爪のカット&ファイル

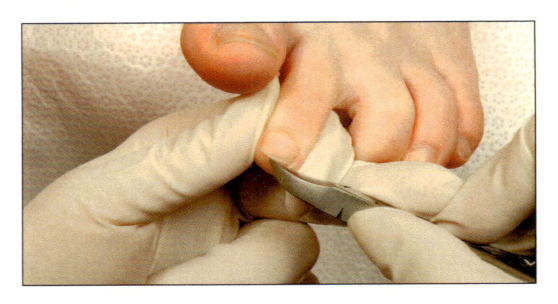

①ネイルニッパー（トゥニッパー）で爪をカット。

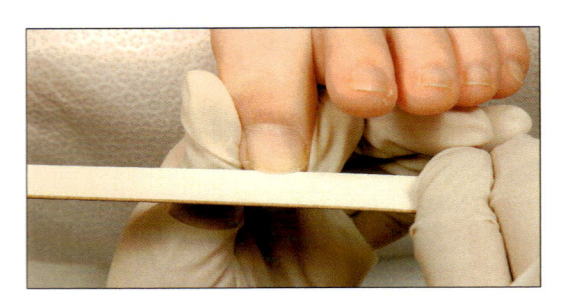

②エメリーボードで爪の先端を滑らかにファイルします。

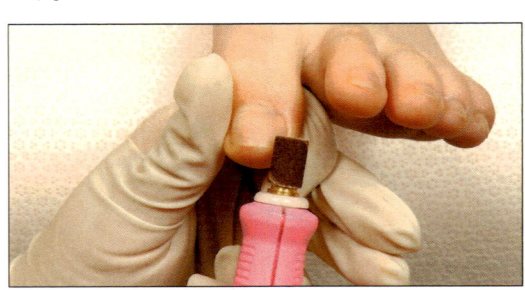

③マシーンで行うファイル。

● 足の爪はネイルニッパーで足の爪をストレートにカットします。その際、爪は広範囲に一度に切らないで、爪の側面から少しずつカットしていきます。

● 爪の両側をしっかりと支え、エメリーボードを爪の厚みに対して45度〜90度に当て、先端を滑らかに削り、整えます。爪の先端がギザギザしていると、爪先がひっかかり支障が起きます。

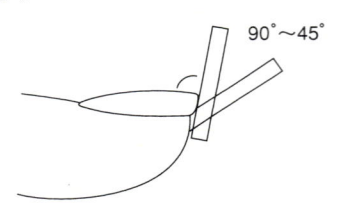

● 爪の長さや厚みのファイルを、マシーンを使用すると、スピーディに行うことができます。

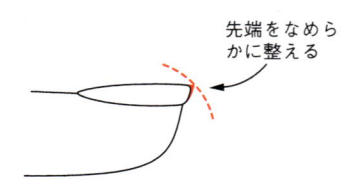

● 爪先の先端が引っかからないようにスポンジファイルなどでなめらかに仕上げます。

STEP 5　キューティクルプッシュ

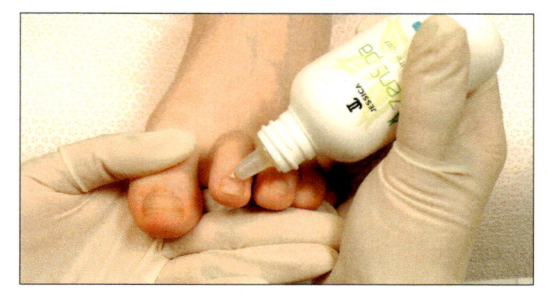

①キューティクルリムーバーを爪周りに塗布します。

● 甘皮（キューティクル）の周りに、キューティクルリムーバーを塗布します。
キューティクルリムーバーは角質を柔らかくする効果があり、角質ケアをスムーズに行うことができます。

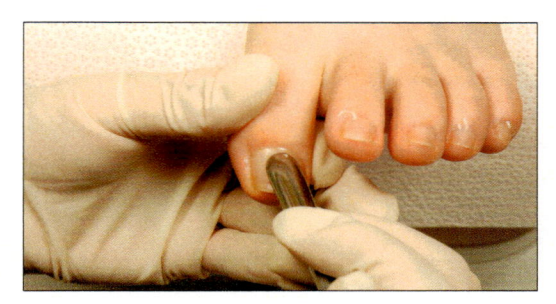

②キューティクル部分をやさしく押し上げます。
　メタルプッシャーで行う場合。

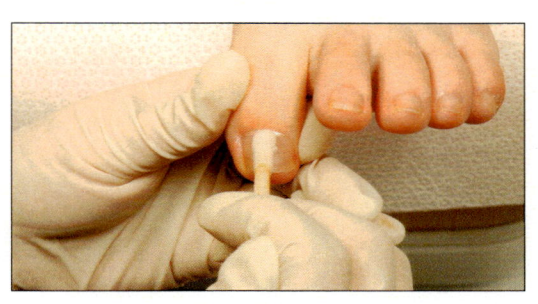

（プッシュアップをウッドスティックにコットンを巻きつけた状態で行う場合。）

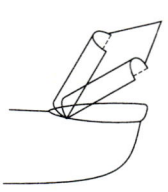

プッシャーの角度
寝かせ過ぎ、立て過ぎに
注意し、やさしく押し上げる。

プッシュアップのポイント

● 角質が無理なく柔らかくなった状態で、キューティクルをデリケートにプッシュアップ（押し上げ）します。メタルプッシャーの角度と力の加減に特に気をつけましょう。必ずプッシャーの先端は水で濡らしてから使用してください。

STEP 6　クリーンアップ

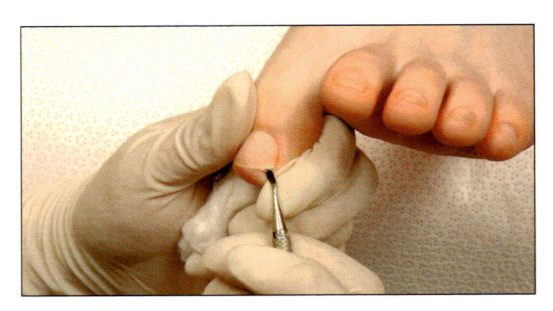

①爪の裏側のクリーンアップ。
　（爪の裏側の汚れを取る）

●足の爪の裏側には汚れが入りやすく、溜まった状態になりやすいので、定期的にクリーンアップをする必要があります。
専用の器具（スクープまたはクリーナー）を使用し、消毒しながら衛生的に保つようにしましょう。ウッドスティックでも代用できます。

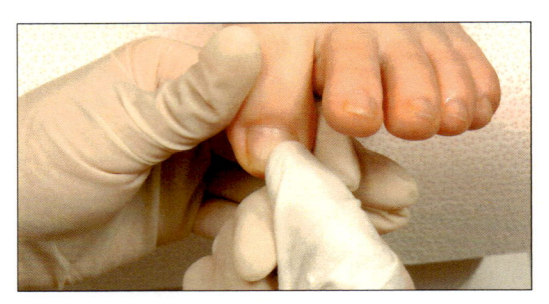

②ガーゼクリーンを行います。

●ガーゼを親指もしくは人差し指に巻き付けて、水分を含ませ、
Ａ爪の周りの角質
Ｂ爪の裏側
Ｃバリ処理
などをガーゼで行います。

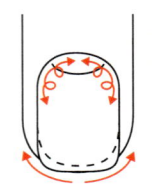

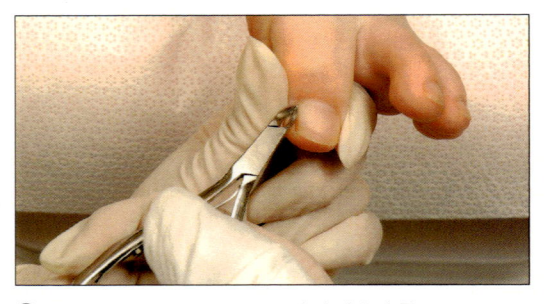

③キューティクルニッパーでささくれを取る。

●爪周りのささくれや硬くなった角質、ルースキューティクル（白く浮いている角質の部分）をキューティクルニッパーでカットします。
ニッパーを使用する時は、持ち手を安定させ、カットする部位にガーゼで水分を含ませながら慎重に行いましょう。

Dr. 東のチェックポイント

　爪の裏側に溜まったゴミをそのまま放置していると、そのゴミの影響で爪郭に違和感が生じ、巻き爪のように痛みを感じることがあります。
　また、足の爪を長く伸ばし過ぎても、爪下皮が伸びて（血管と神経を巻き込んで伸びることもある）爪を切ることが困難になります。足の爪は定期的にカットすると共に、爪の裏側の掃除をして、爪下皮が伸び過ぎないように注意しましょう。

STEP 7　足裏の角質ケア①

足裏の角質肥厚がひどい場合には、

Ａ再度足浴をして角質を柔らかくする方法と、

Ｂ角質柔軟剤（ピーリング剤）を用いるなどの方法があります。

また、両方を組み合わせることもあります。

Ａ再度足浴をする

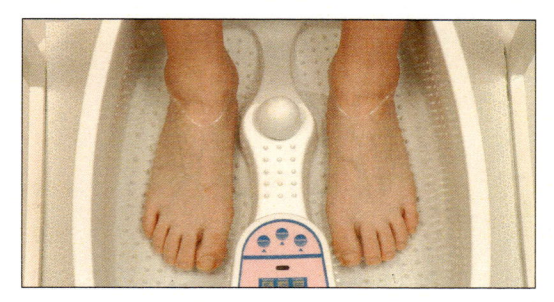

①フットバスに再度足を入れます。
　（5〜10分程度）

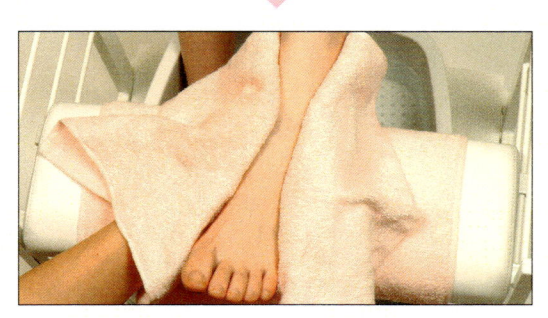

②タオルドライをする。フットバスから足を引き上げ、
　水分を拭き取ります。

Ｂピーリング剤を塗布する

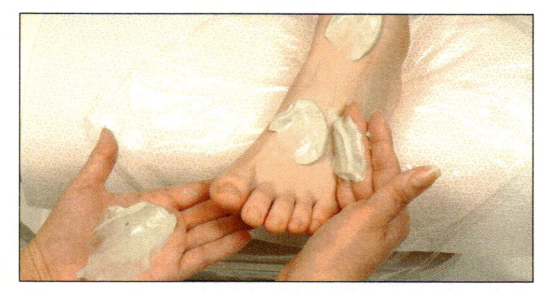

①ラップを下に敷き、ピーリング剤を足全体に塗布し
　ます。

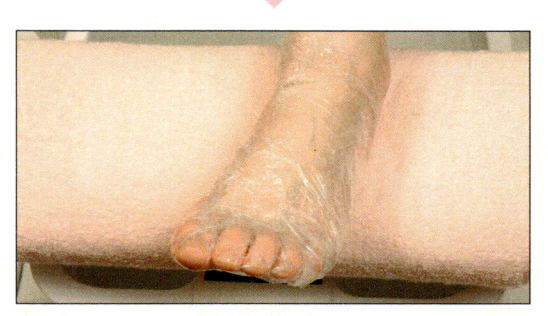

②ラップで包んで5〜10分間程度時間をおきます。

STEP 7　足裏の角質ケア②

〈フットファイル〉

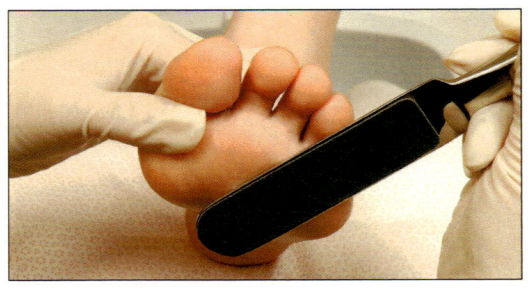

①フットファイル（ファイル部分は使い捨タイプ）を使用し、足裏の硬くなった角質の部位を削り、滑らかに整えます。

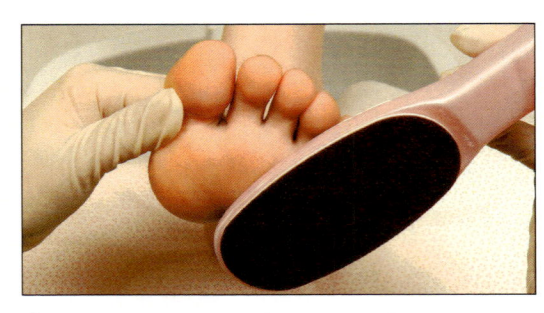

②2wayレデューサーを使用して、足裏の硬くなった角質の部位を削り、滑らかに整えます。

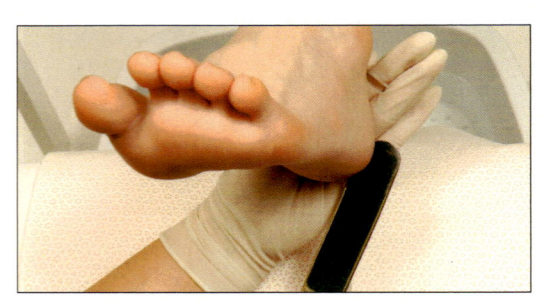

③かかとの硬くなった角質を削り、滑らかに整えます。

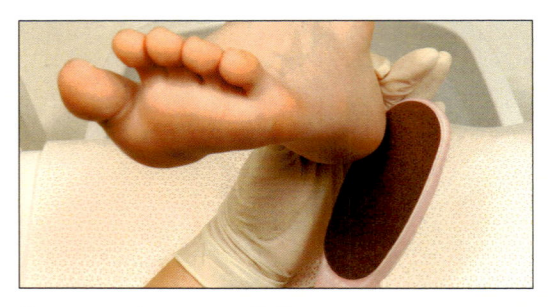

④2wayレデューサーを使用して、かかとの硬くなった角質を削り、滑らかに整えます。
レデューサーは使用後、洗浄と消毒を行います。（第5章p.53　器具・用具などの消毒方法を参照）

Dr. 東のチェックポイント

　足裏の角質肥厚の手入れは、削りすぎないように十分注意を払って行いましょう。万が一、削り過ぎてしまった場合は、立っても歩いても痛みを感じます。

　足裏の角質は、ある程度の滑らかな状態まで削ったら、それ以上削りすぎないように注意しましょう。

STEP 8　フットマッサージの効果

　現代人は、靴を履き、アスファルトやコンクリートで舗装された道を歩き、足への負担を余儀なくされています。人間本来の足の機能（足の指を動かして体のバランスを支える機能）が妨げられ、足のトラブルを生む要因になっています。

　また、私たちの体には血液やリンパ液、組織液が循環していますが、直立歩行する人間の体では、末梢から心臓に戻る循環は、とても大変な作業だと言えます。この作業を助けているのが"足"であり、「第二の心臓」なのです。

　足は循環組織のポンプの役割を果たしています。このポンプの原動力となるのは"歩く"という運動です。歩くことにより足の筋肉を伸び縮みさせてエネルギーを発生させ、血行が良くなるのです。このことをミルキング・アクション（milking action）と言います。

　フットマッサージには、足本来の機能を充分に生かすため、足の緊張をほぐし、疲れを癒す効果があるのです。

〈アロマ効果をプラスしたフットマッサージオイル〉

　植物油（ホホバ油、オリーブ油など）にアロマのエッセンシャルオイル（精油）を2〜3滴加えてみましょう。

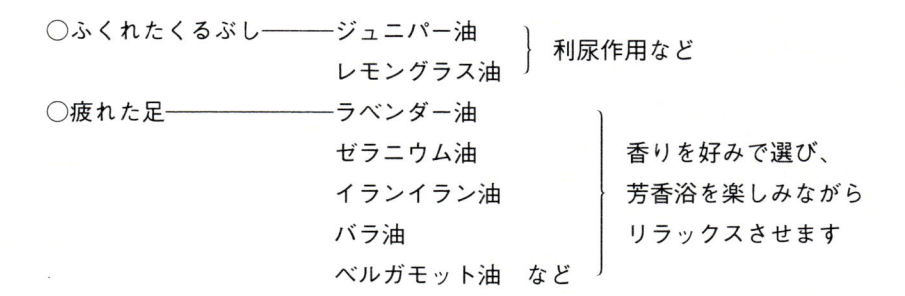

○ふくれたくるぶし―――ジュニパー油
　　　　　　　　　　　　レモングラス油 ｝利尿作用など

○疲れた足―――――――ラベンダー油
　　　　　　　　　　　　ゼラニウム油
　　　　　　　　　　　　イランイラン油 ｝香りを好みで選び、芳香浴を楽しみながらリラックスさせます
　　　　　　　　　　　　バラ油
　　　　　　　　　　　　ベルガモット油　など

Dr. 東のチェックポイント

　美容を目的にマッサージを行うことは、肌を保湿し、なめらかにするとともに血行を良くし、新陳代謝を高める機能があります。また、疲れからくるむくみを解消するにも、とてもいい方法だと言えるでしょう。

　美容マッサージで、心身の疲れを癒し、リフレッシュすることも良いでしょう。

STEP 8　フットマッサージ

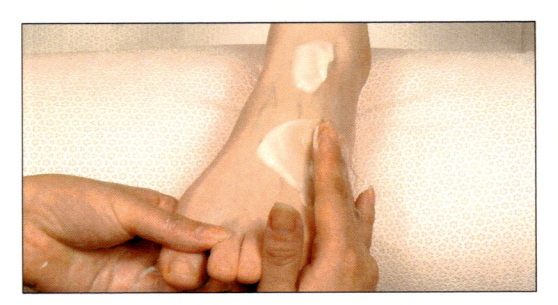

①クリーム塗布。

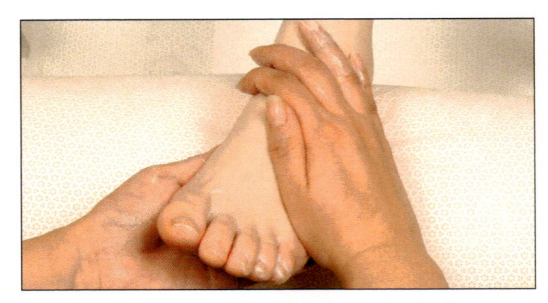

②クリームを伸ばしながら足背全体を軽擦（軽いタッチでさする）。

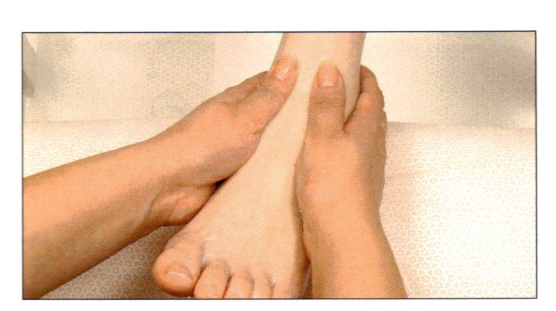

③足関節を両母指で軽擦。

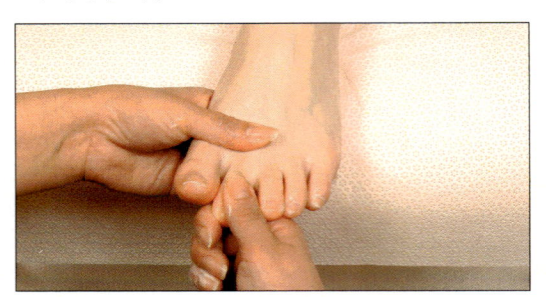

④各指のマッサージ。

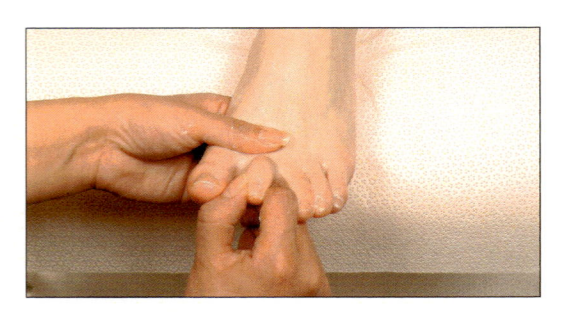

⑤各指の圧迫。

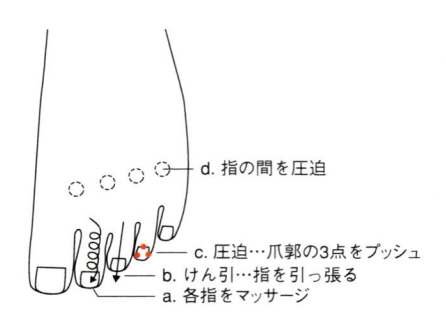

d. 指の間を圧迫
c. 圧迫…爪郭の3点をプッシュ
b. けん引…指を引っ張る
a. 各指をマッサージ

指のマッサージのポイント

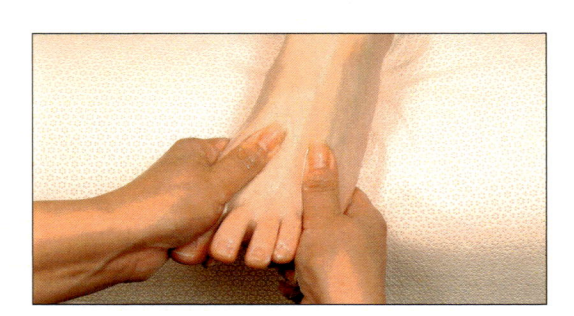

⑥中足骨の間のマッサージ。

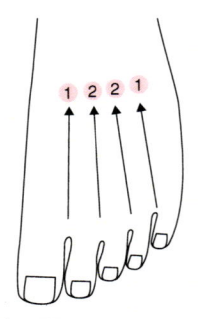

中足骨の間のマッサージのポイント

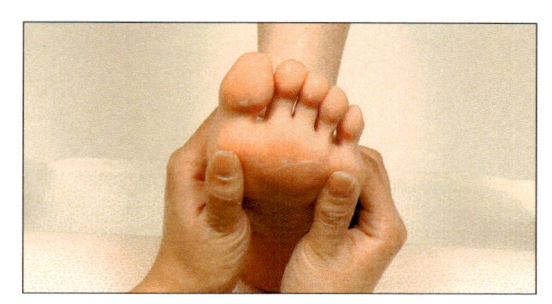

⑦足裏のマッサージ。

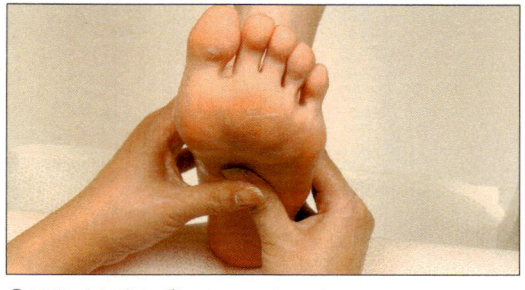

⑧足裏（土踏まず）のマッサージ。

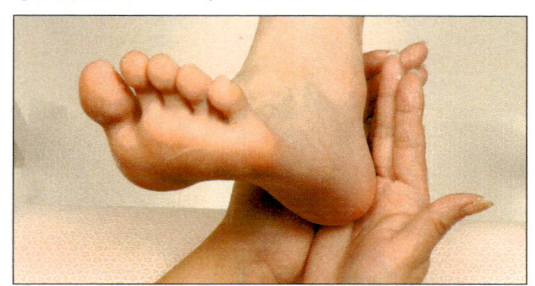

⑨かかとのマッサージ。

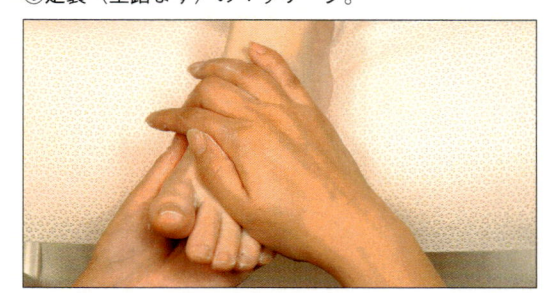

⑩足背の圧迫をして抜き手で終了。

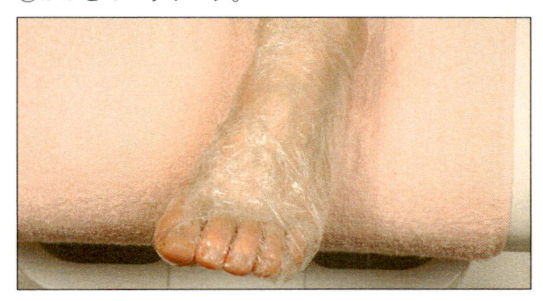

⑪フットマッサージの後にラップで包み、5分程時間を置きます。スチームタオルで拭き取ります。

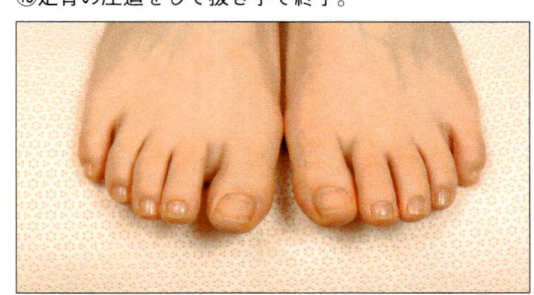

⑬マッサージ終了。

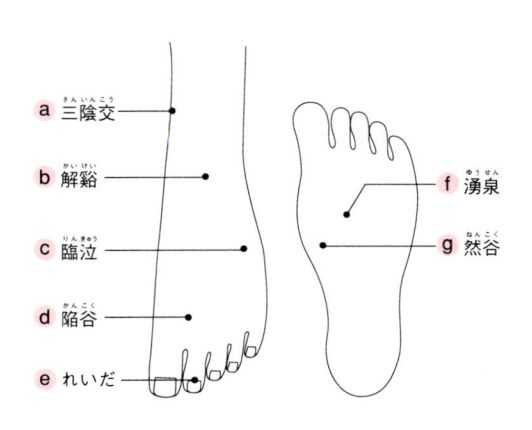

足のツボと効果

a．三陰交………婦人科疾患

b．解谿…………足関節痛、リラックス

c．臨泣…………胃痛、生理痛

d．陥谷…………頭痛、むくみ

e．れいだ………貧血、リラックス

f．湧泉…………むくみ、だるさ、リラックス

g．然谷…………生理不順、膀胱疾患

a　三陰交
b　解谿
c　臨泣
d　陥谷
e　れいだ
f　湧泉
g　然谷

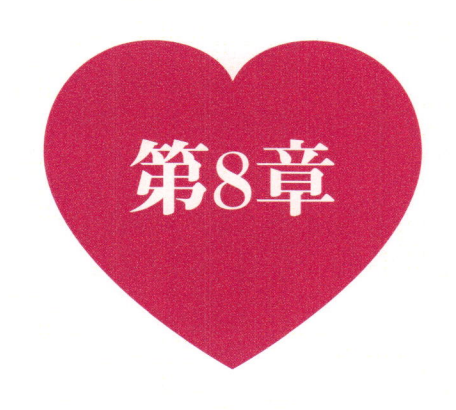

ネイルセラピーの展望

1.ネイルセラピーの持つ可能性
  （1）心を開いてくれる老人ホームの方々
  （2）手渡しのコミュニケーション
  （3）ストレス社会とネイルセラピー
2.ネイルセラピーを実践して欲しい人

■介護現場からの提言　介護とネイルセラピー（宇田川真由美）
  （1）自己処理できない高齢者たち
  （2）よき観察者、アドバイザーとして
  （3）福祉先進国のネイルケア
  （4）相談・助言での基本的態度

Nail Therapy

第8章　ネイルセラピーの展望

1.ネイルセラピーの持つ可能性

(1) 心を開いてくれる老人ホームの方々

　高齢者や身体の不自由な方は、自分で爪を切れないことが多く、ネイルセラピーの施術に対するニーズはますます高まっています。

　長年、老人ホームでネイルセラピーのボランティアとして高齢者施設の慰問をしていますが、ホームの皆さんの中には、初めて体験するネイルセラピーに恥ずかしそうに手を出す方や、驚いて手を引っ込めたりする方、興味を示しながらも遠目に見ている方など様々な反応を見ることができます。

　しかし、継続して訪問しているうちに、明るく元気な施術者たちの笑顔とおしゃべりにつられて、次第に心を開いてくれるようになります。また、ネイルセラピーの始まりと終わりでは人が違ったかと思えるほど表情が変わる方もおられます。

　車イスのおばあちゃんの冷え切った手は、マッサージでほかほかと温まり、赤みが差してきます。言葉がうまく出てこなくなったおばあちゃんは、うれしさを表現するために顔をじっと見つめながらギュッと手を握りしめてくださいます。むっつりと怒っているような顔のおじいちゃんの耳元で、優しく何度も声をかけているうちに重かった口元がほころんで、自然と笑顔が見られるようになるのです。

　「気持ちいいね」「手がすべすべになったよ！」「私の手をこんなにきれいにしてもらって」「自分では切れない爪の手入れをしてくれて、うれしい」「ありがたいねぇ」と、毎回、このような感謝の言葉をいただきます。

　ネイルセラピーを通して心が通い合うことは、高齢者にとっても心身の安らぎになり、セラピー（癒し）であるという実感を強くします。そして、利用してくださる方々の喜びは、施術者の喜びであり、施術者の心も自然に癒されるのです。

(2) 手渡しのコミュニケーション

　21世紀はまさに「心の時代」です。多くの企業がインターネットを導入し効率アップを追求する現代社会にあって、この流れに逆行するかのような、一人ひとりに時間をかけて行うhand to hand、heart to heartのネイルセラピーは、コミュニケーションを深めながら行う施術です。

時代がどう変わろうとも、人の心は安らぎを求め、誰かと会って楽しい話をすることや、心の触れ合いを望んでいます。情報量がますます増加し、社会システムやライフスタイルが複雑化、多様化していく時代だからこそ「心の手を使ってのコミュニケーション」を通して、生産性や効率性だけでは測れない、時代を超えた価値、つまり生活の知恵とも言えるシンプルなヒーリングの効果にも目を向けてみることが必要だと思います。

　少子高齢化社会が訪れ、日本でも福祉や介護の問題が注目されるようになりました。

　高齢者や身体の不自由な方を自宅介護しているご家族、ヘルパー、介護士、福祉士といった職業の方の中には、コミュニケーションがうまくとれずに悩んでいる方がいらっしゃるかもしれません。手足の爪のお手入れを通じて、会話をしてみませんか。ネイルセラピーを通して施術を受ける方の心の変化を、きっと実感できることでしょう。

(3) ストレス社会とネイルセラピー

　ストレス過多の現代社会で最も話題になることは、心身の健康とライフスタイルをどのようにバランスを取るかということだと思います。過労とストレスの蓄積によって起こる病気が数多くあるからです。

　病気の症状が表面に出ない段階を「未病」と言いますが、この「未病」の段階で心身の病気を未然に防ぐために必要なことは、心身を癒し、心を明るく元気にする"ふれあい"です。

　「ストレスケア」には色々な方法があります。音楽を聴く、絵画などを鑑賞する、アロマの香りを嗅ぐことなど感覚器官に働きかけるものや、旅行などのように環境を変えること、軽い運動などで心身の切り替えを行うもの、また、エステティックやネイルなどのように直接肌に触れてリラクゼーションを与えるものなど、人間の五感を通したさまざまな種類のケアがあります。

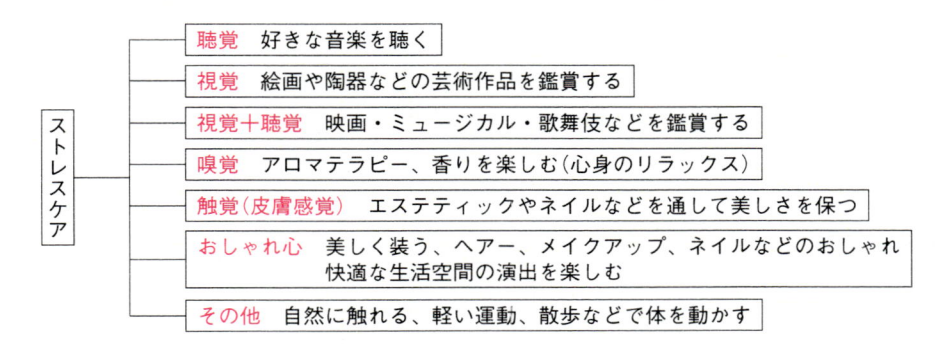

「愛と思いやりの心」これが、ネイルセラピーの原点です。

ネイルセラピーを施すことで、リラクゼーション、リフレッシュ、ストレス解消などのヒーリング効果が確立されれば、世界中の人々のニーズとしてネイルセラピーは今後さらに発展していくことでしょう。

2. ネイルセラピーを実践して欲しい人

介護従事者…………高齢者、認知症、身体障害者へのケアの一つとして介護施術者に必要な技術であり、喜ばれるケアです。

看護師……………病気の治療と同様に心のケアが重要な患者さんへの看護としても必要な技術です。

家庭介護者…………家族の手足の爪の手入れを定期的にすることで、コミュニケーションを取りながらスキンシップを図ることができます。乳幼児にも欠かすことのできない大切な手入れです。
ファミリー

エステティシャン…プロとしての技術と心のこもった接客サービスにより、お客様のニーズに応え、さらに社会貢献の一役を担うことができます。
ネイリスト

理容師……………欧米のヘアーサロンには数多くネイルコーナーが設置されているように、サロンの施術メニューに加えることで、お客様のニーズに応え、美容師 これからの高齢化社会に役立つサービスが提供できます。

ネイルケア技術とセラピーを基礎から学んだネイルセラピストは、施術を受ける方のメンタルケアにも役立ちますので、近い将来、専門職として多くの場で求められようになることでしょう。

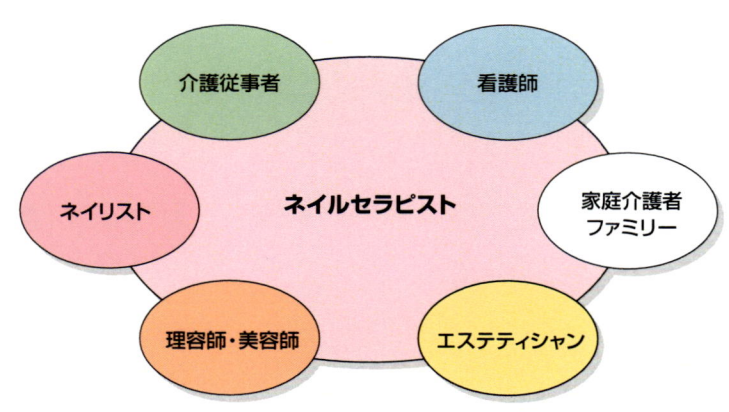

■介護現場からの提言

介護とネイルセラピー

宇田川真由美　あおば指定訪問介護事業所所長

(1) 自己処理できない高齢者たち

介護従事者が行う身体的観察において、爪に対する観察は大変重要です。爪は、手と足という人間が行動する上で最も必要とする機能の一部であり、その部分にトラブルが生じることで、単純な日常生活の行動にさえ支障をきたすからです。

私たち介護従事者にあっても爪に関する正しい知識や、日常生活を維持改善するためのネイルケア技術の習得は欠かせないと思っています。

訪問介護の現場は独居老人も多く、利用される方々は身体的に何らかの疾病や障害を持っておられます。爪を切るという健常者には簡単な行為でも、高齢者には困難を伴います。

①　爪切りを使用しても、力が弱くなり自分で爪を切ることができない。

②　特に足の爪は、前屈みの姿勢が十分に取れず切ることができない。

③　視力の低下により爪の部分がよく見えない。

介護の現場には、このような困難事例があるのです。確かに高齢者の爪は疾病に起因するものも多くあり、私たちの手出しできないものもあります。しかし、対処できないからといって見て見ぬふりをしたり、爪切りを放っておいたりしていいのでしょうか。爪先の不具合から徐々に歩かなくなり、出不精になったり、寝たきりの遠因になるケースもあるのです。

人間の手や足は日常生活を支えています。そして、その末端に存在する爪は握力や歩行能力を支える大切な部位なのです。

(2) よき観察者、アドバイザーとして

高齢者の足の角質は厚く、また爪も厚く、まさに人生の年輪さえ感じられる部分です。これらの方々の対処は、普通の爪切りでは難しいのが現状です。著しく変形している場合

もあり、ホームヘルパーが対処するとなると、安全性の面からも危険を伴うことがあります。

　しかし、介護従事者の役割として、助言や相談を行うことができます。家族が同居している場合は、家族に爪の状態を把握してもらえるように助言できますし、通院介助の時に医師に相談するようおすすめるのもよいと思います。

　介護従事者が行う日常の手入れとして、爪切りで対処しきれなくなる前に爪ヤスリを使用し、爪先がひっかからないように削るのも対処法の一つではないでしょうか。ホームヘルパーが身体介護として行っている入浴介助、手浴・足浴の後、または衣服の着脱介助の後に、爪を観察するのもいいでしょう。爪の形はもちろん色の変化や爪の間の汚れ、これらを観察し対処できたなら、日常生活の介護予防に十分貢献できるのではないかと思います。

　以前、ホームヘルパーの質の向上を問われる記事がありました。訪問介護の現場は、介護職というより何でもやってくれる便利屋、お手伝いさん、家政婦と思われている現状があるのは確かです。平成18年には介護保険制度の改正が行われようとしていますが、介護職のホームヘルパーとして、利用者一人一人の日常生活、自立支援に「安心と安全」が提供できるよう自覚と責任、知識と技術を向上させていく上での一環として、このネイルセラピーに目を向けられることを提案致します。

(3) 福祉先進国のネイルケア

　福祉先進国といわれるスウェーデン、デンマークの2カ国を訪問する機会がありましたので、その一端をご紹介しましょう。

　日本だけでなくどの国でも高齢化は深刻な問題になっており、現状のサービス水準を落とすことなく、いかに効率化を図っていくかがどの国でも重要な課題となっています。市役所、老人施設、高齢者住宅、訪問介護事業所などを見学し、それぞれの国の考え方や環境、そして介護の実情に触れることができました。

　スウェーデン、デンマークでは、すでにネイルケアサービスが行われており、ネイルケア専門スタッフの育成も行われています。2カ国とも施設の中にネイルケア室が設置してあり、もちろん車イスでも利用可能なスペースがあります。

　＜ネイルケア室＞　民間委託　有料（フルコース日本円で約6,000円）
　爪のお手入れサービスとして、巻爪、爪白癬、加齢による肥厚ほか、爪にトラブルがあ

る高齢者が、爪専門のスタッフ（専門知識を学んだ者、看護師ではない）によるお手入れを受けることができます。

室内には、ハンドケア、フットケア用のイス、ネイル専用の器材《ニッパー類、消毒剤、ネイルマシーン（爪を削るときに使用)》、マッサージクリーム、ネイル用化粧品などがあります。そこは、日本のエステティックサロンのような空間であり、高齢者のリラクゼーションの場になっていました。実際のケアの場面では、爪一つ一つをていねいにお手入れされている様子を見学できました。

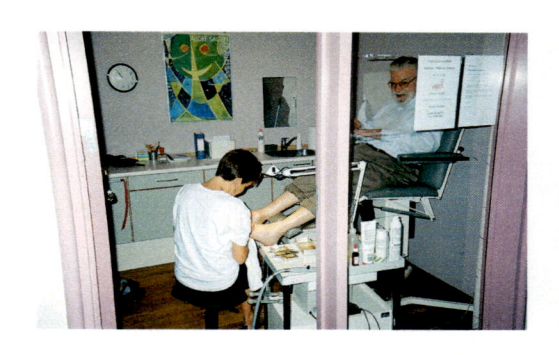
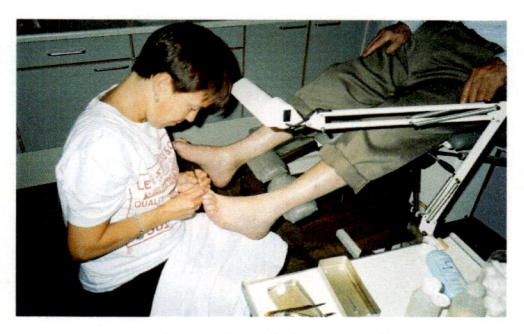

ソフィーロンド高齢者センター内ネイルケア室

足の爪にトラブルが生じると立つことも歩行することも困難となり、高齢者の場合そのことが原因となり筋力の低下、更に精神的苦痛にまで発展することでしょう。職員の方も「足はとても大切な部分です。その部分にトラブルが生じると体に与えるダメージが大きくなります。ネイルケアはとても重要です」と説明してくれました。

デンマークやスウェーデンの場合、各人にホームドクターがいて、すべてを相談することができます。ホームドクターの守備範囲は頭からつま先までの全般で、在宅で治療に当たります。また、そのドクターの判断で、専門病院で診察・検査を受けることができます。簡単な手術は日帰りが基本で、日本のような長期入院は珍しいとのこと。安楽死は法律上認められていないが、延命治療はしないそうです。あくまでも自然な姿を大切にしているのです。ホームドクターがアドバイザー的役割も担っているため、爪のトラブルに対する対処も早くできるのではないでしょうか。

ドクターから看護師、ヘルパー、専門職（理学療法士、作業療法士、ネイルケア技術者）と連携システムがしっかりとしているので、高齢者に安心と安全が提供できるのでしょう。

日本でも介護予防サービスの中に転倒予防がありますが、このネイルケアにぜひ注目すべきではないでしょうか。ネイルセラピーの専門家が誕生することで、高齢化社会に大き

な変化が訪れるかもしれません。

(4) 相談・助言での基本的態度

　利用者にはいつも明るく温かい言葉で話しかけ、安心感を与えることが大切です。相談を受けたり助言をする時は、利用者一人一人の個別性を尊重し、生活や介護上の悩みに対して「受容的態度」を持って「傾聴」することが最も重要とされています。

　さらに「共感的理解」を示し、信頼関係が育つように努めなければなりません。また、利用者の心の支えになることも重要な仕事の一つです。そして、利用者の疾病の種類と程度、身体障害の種類と程度、心理的・性格的特性を把握し、日常生活動作（ADL）の向上を図り、利用者の意思を尊重した自立支援を行うことが大切です。この時、残存能力を生かし、自分でできることは自分で行うように働きかけることが大事です。

　ネイルセラピーを広く知っていただきたいと願い本書の執筆にあたりました。

　私たちが、長年大切にしてきたネイルという領域がネイルビューティに留まらず、介護と福祉にも役立つ分野として多くの方々のお役に立ってほしいと願っています。正しい爪の手入れ法が手と足の機能を高め、ハンドケアとフットケアの実践が介護予防にも繋がるという点においても、ネイルセラピーの果たす役割は非常に大きいといえるでしょう。

　21世紀はまさに『心の時代』です。手渡しのコミュニケーションであるネイルセラピーは、"hand to hand" "heart to heart" の心のこもった癒しになると確信しています。社会システムやライフスタイルが複雑化、多様化していく時代であるからこそ「心の手を使ってのコミュニケーション」を通して行われる、日常生活に直結したネイルセラピーの実践は、ストレス社会に生きる現代人に必要になるのではないでしょうか。

　誰もが健康にそして美しく年を重ねたいと願っています。手は第二の表情であり、自分自身を映す鏡といえるでしょう。指先に豊かな表情を与えるネイルセラピーの実践は、あなた自身の心にも豊かさと潤いをもたらしてくれます。

　本書の執筆にあたり、爪の臨床と研究の権威である東　禹彦医学博士（東皮フ科医院長）に多大なるご協力とご指導を賜り、心から感謝を申し上げます。長年にわたる貴重な研究資料をお借りするとともに、爪に関する最新の医学知識をご教授いただき、私たち自身も学ばせていただいた点が多々ありました。東先生の多くの臨床に基づく新たな研究テーマに取り組まれるお姿や、患者さんに対する温かいお心に接し、"爪" という大切な組織を通して東先生から沢山のメッセージをいただきました。また、介護の立場からアドバイス、寄稿いただいた宇田川真由美さん（あおば指定訪問介護事業所所長）、さらにご支援をくださった日本ネイリスト協会の諸先生方、日本エステティック協会の諸先生方、ネイル関連各社の皆様に心より御礼申し上げます。

　平成18年 3 月

山崎比紗子　　萩原直見

索　引

本書の出版に際し、下記の写真・イラストを、「爪―基礎から臨床まで」東　禹彦著、金原出版より、同社の許可のもとに転載させていただいた。心よりお礼申し上げます。

＊　後爪郭の縦断(p.17)　＊爪床の横断(p.17)　＊爪下皮(p.17)　＊二枚爪(p.34)　＊爪甲縦裂症(p.37)　＊スプーンネイル(p.38)　＊爪甲が匙状化する理由(p.38)　＊バチ状爪(p.38)　＊バチ状爪の程度を示す方法(p.38)　＊爪の横溝①、②(p.39)

＊　爪の横溝の原因となる動作(p.39)　＊爪の縦筋(p.40)　＊薄く弱い爪(p.40)　＊翼状爪(p.41)

＊　腹側翼状爪(p.41)　＊爪甲剥離(p.42)　＊20爪異栄養症(p.42)　＊白い点(p.43)　＊白色(p.43)　＊白濁(p.43)　＊緑色(p.43)　＊黒褐色(上)(下)(p.43)　＊黄白色(p.43)　＊陥入爪(p.44)

＊　巻き爪(p.46)　＊爪甲鉤湾症(p.46)　＊爪白癬(左)(右)(p.47)　＊爪噛み癖(p.48)　＊ラケット爪(p.48)　＊爪疥癬(上)(下)(p.48)　＊爪郭炎(カンジタ性)(p.48)　＊爪部の接触性皮膚炎(p.48)

■協力会社一覧 (順不同)

社　　　名	住　　　　　所	TEL	FAX
㈱内海	〒566-0023 大阪府摂津市正雀3-11-17	06-6381-8223	06-6319-3447
㈱エリコネイル	〒150-0001 東京都渋谷区神宮前5-1-3　omotesando keyaki bldg 7F	03-3409-1999	03-3409-1988
㈱岡本商会	〒542-0086 大阪府大阪市中央区西心斎橋2-6-15	06-6213-1521	06-6212-5071
㈱オーガスタプロデュース	〒160-0023 東京都新宿区西新宿7-5-11　岡山ビル3F	03-5952-0522	03-5925-0523
㈱レッドネイルズ	〒160-0022 東京都新宿区新宿5-18-14　新宿北西ビル2F	03-3205-1058	03-3205-3424
滝川㈱	〒111-8511 東京都台東区元浅草3-2-1	03-3845-2111	03-3845-0123
㈱TAT	〒663-8022 兵庫県西宮市日野町4-50	0798-68-1273	0798-68-1281
㈱ネイルラボ	〒150-0001 東京都渋谷区神宮前6-28-9　東武ビル4F	03-5464-9911	03-5464-9922
ネイルズ仲宗根株式会社	〒150-0034 東京都渋谷区道玄坂2-10-7　新大宗ビル2号館321	03-3476-5591	03-3476-5599
㈱ネイルズユニークオブジャパン	〒651-0087 兵庫県神戸市中央区御幸通5-2-10	078-222-0151	078-222-0244
ネイルパートナー㈱	〒150-0013 東京都渋谷区恵比寿1-19-19　恵比寿ビジネスタワー15F	03-5449-8140	03-5449-0799
㈱ヒサコネイル	〒531-0071 大阪府大阪市北区中津1-2-21　明大ビル6F	06-6359-5747	06-6359-2919
㈱Future Nail	〒107-0062 東京都港区南青山6-11-3　南青山三樹ビル7F	03-6427-3030	03-6427-1105
㈱ビソウ	〒176-0004 東京都練馬区小竹町1-38-2	03-5964-1751	03-5964-1754
㈲マリナ・デル・レイ	〒231-0023 神奈川県横浜市中区山下町204-1　ストロングビル2F	045-662-1000	045-662-1001
タカラベルモント㈱	〒151-0053 東京都渋谷区代々木1-36-4　全理連ビル4F	03-3299-3078	03-3299-5898
国際理容美容専門学校	〒116-0014 東京都荒川区東日暮里5-17-12	03-3803-6696	03-3806-2084
㈱ユミ・クリエーション	〒107-0061 東京都港区北青山2-12-15　G-FRONT青山Bld.4F	03-3796-8675	03-5410-5082
㈱ナチュラルフィールドサプライ	〒140-0013 東京都品川区南大井6-6-5	03-3763-7755	03-3763-7856
オーピーアイジャパン㈱	〒163-1427 東京都新宿区西新宿3-20-2　東京オペラシティ27階	03-6632-4432	03-6632-4420
㈱シンワコーポレーション	〒140-0013 東京都品川区南大井6-6-5	03-3763-7755	03-3763-7856
㈲エヌイーエス	〒558-0004 大阪府大阪市住吉区長居東4-21-21	06-4700-7780	06-4700-7781
国際文化理容美容専門学校	〒150-0045 東京都渋谷区神泉町2-2	03-3461-6034	03-3461-6247
㈱ライフビューティープロダクツ	〒550-0014 大阪府大阪市西区北堀江1-1-18　四ツ橋イーストビル3F	06-6536-7270	06-6536-7271
㈲あおば	〒304-0068 茨城県下妻市下妻乙383-9	0296-44-6222	0296-44-6242
㈲アール・エム	〒304-0076 茨城県下妻市河原846-110	0296-44-6721	0296-44-6242
㈱ヘルスケア	〒229-1122 神奈川県相模原市横山2-15-8	042-756-5556	042-756-5557

■著者略歴

山崎　比紗子（やまさき ひさこ）

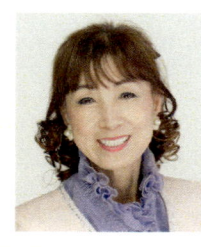

1976年、ビューティースクール卒業。1978年、タカラエステティックアカデミー卒業。
1980年、トータルビューティーサロンエレガンスを開店。
1983年、カリフォルニア州ニューベリースクールオブビューティに留学、キム・ライアン先生に師事。1984年、西日本初のネイリスト専門学校を開校。
現在も爪学を研究のかたわら「爪の健康」「美と健康と癒し」「女性の生き方」など幅広いテーマで講演を行っている。
2003年、著書「爪110番」が日本点字図書館にて「点字翻訳図書」及び「朗読テープ」となる。著書に「指先からの美学」「自分でできるネイルケア＆アート」「爪美人」ほか多数ある。
ＮＰＯ法人日本ネイリスト協会理事、財務委員会委員長、名誉本部認定講師、大阪樟蔭女子大学非常勤講師、日本ネイルセラピー研究会代表、㈱ヒサコネイル代表取締役。

萩原　直見（はぎわら なおみ）

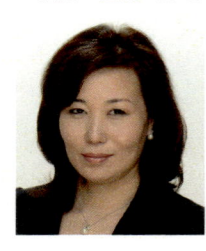

日本ネイリスト協会(JNA)創設時よりテキスト作りやセミナーに携わり、JNAネイリスト技能検定試験立ち上げをサポート。日本におけるネイル業界の発展に寄与。ネイルビューティーからネイルトラブルの対処法、医療・介護の現場で役立つ爪の手入れ方法を国内外でも指導するなど、ネイルセラピストとして幅広く活動している。株式会社Future Nail代表取締役社長、Future Nail School校長、Future Nail Salon主宰。元カネボウトータルビューティアカデミーネイルカレッジ長、NPO法人日本ネイリスト協会理事、名誉本部認定講師、法制委員会委員長、一般社団法人日本エステティック協会理事、認定指導講師、認定TEA、CIDESCOインターナショナルエステティシャン、理美容師養成施設教員資格（理美容保健）、美容師、日本ネイルセラピー研究会副代表。

■医学監修

東　禹彦（ひがし のぶひこ）　医学博士

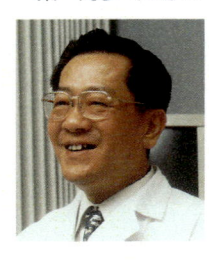

1962年、大阪市立大学医学部卒業。1963年、医師免許取得。
関西医科大学皮膚科助教授。市立堺病院副院長兼皮膚科部長を歴任する。
2002年、東皮フ科医院を開業。
爪の臨床と研究における世界的権威である。
日本皮膚科学会認定専門医・名誉会員。日本アレルギー学会功労会員。
日本医真菌学会専門医・功労会員。
ネイル産業審議会委員。
日本ネイルセラピー研究会最高顧問。

参 考 文 献

『爪　基礎から臨床まで』東　禹彦　　金原出版
『爪はあなたのホームドクター』東　禹彦　　清風堂書店
『新訂　目でみるからだのメカニズム』堺　章　　医学書院
『改訂版　消毒剤の選び方と使用上の留意点』神谷　晃／尾家　重治　　薬業時報社
『解剖アトラス〈第2版〉』益田　栄　　文光堂
『爪110番』山崎　比紗子　　善本社
『指先からの美学』山崎　比紗子　　善本社
『実践　アロマテラピー』シャーリー・プライス　　フレグランスジャーナル社
『2週間で美しくなる　アロマビューティ』マギーティスランド　　フレグランスジャーナル社
『クレアボー』No.10　フレグランスジャーナル社
『標準　エステティック学　理論編Ⅰ』日本エステティック協会
『標準　エステティック学　技術編Ⅱ』日本エステティック協会
『JNA　テクニカルシステム』日本ネイリスト協会

本書は、著者の許諾を得てフレグランスジャーナル社発行『ネイルセラピー　介護・福祉にも役立つ爪の手入れ』（2006年4月初版）を再版したものです。2019年第1版第7刷を底本としています。
これからも変わらぬご愛顧のほど宜しくお願いいたします。　ユイビ書房

ネイルセラピー　介護・福祉にも役立つ爪の手入れ

発行日 ──── 2006年4月15日 初版 (フレグランスジャーナル社発行)
　　　　　　 2025年3月15日 再版

著　者 ──── 山崎　比紗子　萩原　直見

発行者 ──── 戸田　由紀

発行所 ──── （同）ユイビ書房

　　　　　　 〒115-0045東京都北区赤羽3-3-3 ドミール赤羽
　　　　　　 info@yuibibooks.com 090-2145-4264

Printed in Japan　ⓒ 2025 H. Yamasaki and N. Hagiwara
ISBN 978-4-911309-07-0
印刷・製本: 大村紙業株式会社